Bart Maris

Besinnung finden im Leben mit Krebs

Gedanken und Orientierungen für Betroffene

Bart Maris

Besinnung finden im Leben mit Krebs

Gedanken und Orientierungen für Betroffene

ISBN 978-3-95779-108-5

Erste Auflage 2019
Zweite Auflage 2020

Lektorat: Jens Heisterkamp
Gestaltung: Anke Okyere
Umschlag: Frank Schubert, Frankfurt am Main.
Mistelfoto R. Knoeringer und Venus von Milo
Bildmaterial zum Thema Mistel mit freundlicher Unterstützung der Firma Helixor, Fotograf: R. Knoeringer.

Druck und Bindung: CPI Books, Leck
Dieser Titel ist auch als E-Book erhältlich: ISBN 978-3-95779-115-3

Über dieses Buch

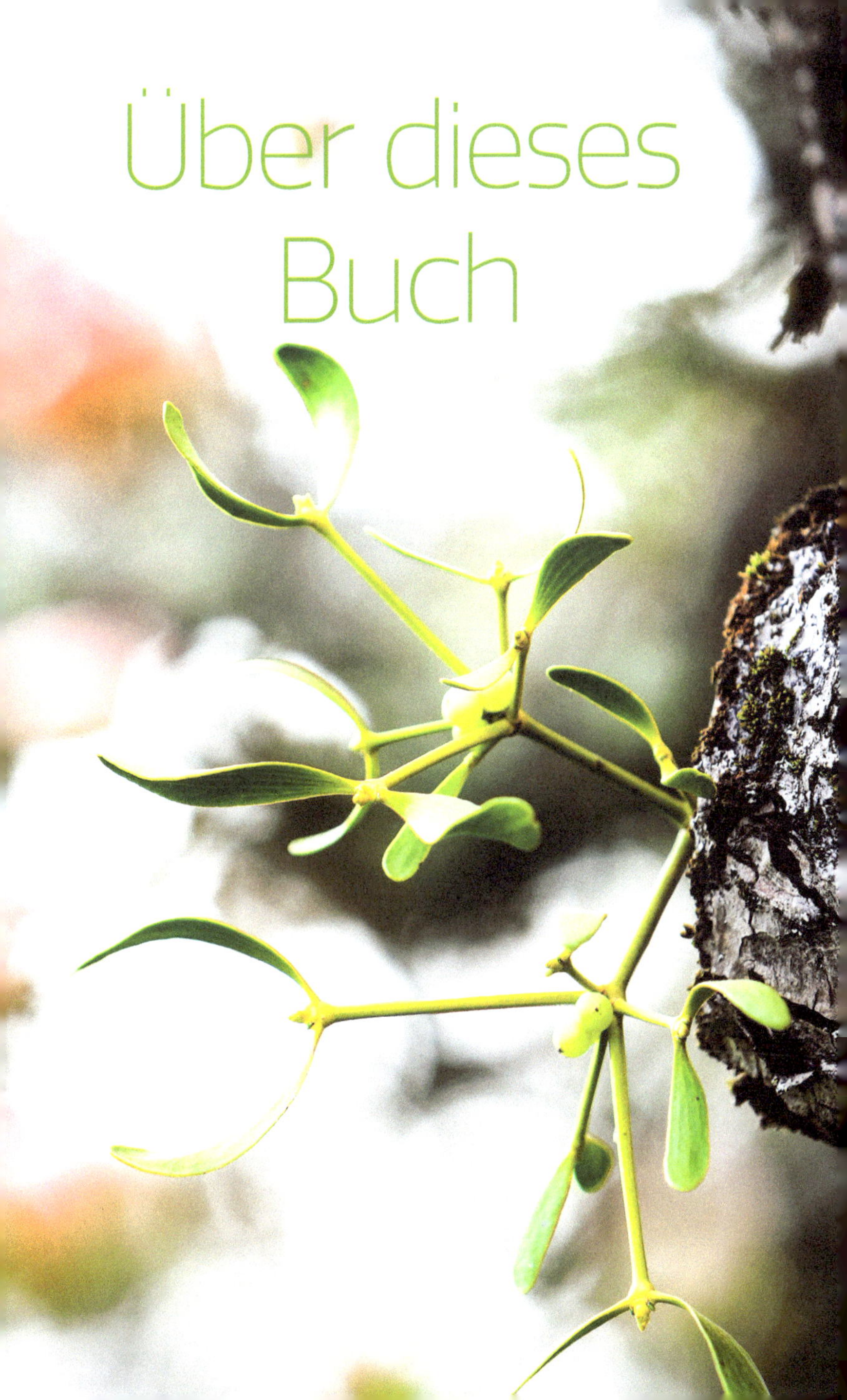

Die Diagnose Krebs bedeutet für jeden Menschen zunächst einen Schock. Die Fundamente des Lebens geraten ins Wanken. Fast immer kommt die Diagnose unvorbereitet, das Grundvertrauen in den eigenen Körper und das gesamte Lebensgefühl gerät in tiefste Verunsicherung. Ängste kommen hoch, tags und vor allem nachts: Angst vor allem, was jetzt kommen wird, möglicherweise entstellende Operationen, schwere Chemotherapien mit belastenden Nebenwirkungen, Schmerzen und Leid im fortgeschrittenen Krebsstadium, Angst auch vor dem Tod und dem Abschied von vielen Nahestehenden. Das Lebensende rückt zumindest in den Befürchtungen bedrohlich näher und die Frage drängt sich auf, was mit dem weiteren Leben – ob kurz oder lang – angefangen sein will.

Die Betroffenen werden sich informieren und über Therapieoptionen entscheiden müssen, werden auf widersprüchliche Berichte im Netz stoßen, von alternativen oder komplementär-medizinischen Behandlungsmöglichkeiten erfahren. Verwandte, Nachbarn oder Kollegen werden gut gemeinte Ratschläge geben bezüglich Ernährung, Spezialkliniken, Gesundheits-Gurus und Meditationen. Soll nun einfach dem gefolgt werden, was die Onkologen raten, soll ein eigener Weg erkämpft werden, sind Hoffnungen auf wundersame Heilungen erlaubt? Bleibt schließlich nur die Option, resigniert und depressiv die Flügel hängen zu lassen – oder könnte dieser Schicksalsschlag auch zu einem Wink mit dem

Zaunpfahl für Wesentliches im Leben werden, an dem man aufwachen kann?

Krebs ist eine häufig vorkommende, sehr ernste Krankheit mit vielen verschiedenen Gesichtern. Er stellt die Betroffenen und ihre Angehörigen, aber auch die behandelnden ÄrztInnen und TherapeutInnen vor viele Fragen und Herausforderungen.

Als niedergelassener Frauenarzt mit Schwerpunkt für komplementär- und anthroposophische Medizin behandle ich seit über 25 Jahren Patientinnen vor allem mit Brustkrebs, aber auch andere gynäkologischen Krebsarten. Viele dieser Frauen suchen nach anderen Wegen in der Behandlung und nach Möglichkeiten, dieses Schicksal und diese Krankheit zu verstehen.

In Gesprächen wurde und wird dann jeweils ausgelotet, welche Hilfestellung im individuellen Fall die Angebote der konventionellen schulmedizinischen Therapie haben können, welche andere Behandlungen es gibt, ob beispielsweise eine Misteltherapie geeignet ist. Es wird aber auch gefragt, welche Rolle die Seele und der Geist bei der Krebs-Entstehung, bei ihrem Verlauf und deren Heilung spielen könnten. Viele Frauen kommen mit der Frage, was sie selber für ihre Gesundheit und Genesung tun können. Und die allermeisten bekommen auch eine Mistelbehandlung. Manche haben aus tiefster Überzeugung eine Chemotherapie abgelehnt, andere sie mit Mut und Respekt, von der Mistel begleitet, in Anspruch genommen. Viele waren irgendwann geheilt, andere haben noch viele reiche gute Jahre gehabt, und für manche andere konnte leider keine Genesung erreicht werden und sie mussten aus dem Leben scheiden.

So begleiten mich viele Frauen mit ihrem Krebsschicksal und auch ich versuche, sie zu begleiten. Außerdem habe ich es seit nun zehn Jahren mit meinem eigenen Krebsschicksal und der Misteltherapie zu tun bekommen. Umso mehr beschäftigen mich viele Fragen über die Hintergründe der Erkrankung und ihre Behandlung.

Einiges habe ich in den letzten Jahren niedergeschrieben und veröffentlicht. Und immer wieder waren da Situationen, in denen ich jemandem nach einem Gespräch noch etwas zu lesen mit an die Hand geben wollte. So entstand die Idee, einige schon vorhandene Aufsätze zu überarbeiten, einige neu zu schreiben und dies in einem Büchlein zur Verfügung zu stellen, in der Hoffnung, dass es Horizonte erweitert und Mut für selbstbestimmte Wege macht.

Die so entstanden Kapitel können einzeln oder auch im Zusammenhang gelesen werden. Manchmal tauchen ähnliche Themen in einem etwas anderen Kontext wieder auf. So ergibt sich etwas wie ein mäandrierender Fluss durchs Thema.

Ich bedanke mich bei allen Patientinnen, die sich mir anvertraut haben und bei allen lieben Menschen, die mich auf meinem Weg begleiten, insbesondere bei meiner lieben Frau Nicola Fels und bei Peter Goerdings, mit dem ich durch die gemeinsame Arbeit an der Mistel eng verbunden bin.

Bart Maris

Krebs und die Kunst des Gärtnerns

Wer einen Garten hat, weiß, dass ein Großteil seiner Gartenarbeit aus jäten, zurückschneiden und mähen besteht. Wer nicht will, dass sein Garten und seine vielen Zierpflanzen vom sogenannten Unkraut überwuchert werden, der zieht dieses heraus, schneidet die zu schnell wachsenden Pflanzen und Sträucher zurück und mäht ab und zu den Rasen.

Was nennen wir eigentlich „Unkraut"? Unkraut ist kein schönes Wort, es bezieht sich auf besondere Pflanzen, oft sind es sogar Heilpflanzen wie die Brennnessel, aber diese Kräuter kommen meistens „ungeplant", sie wachsen (zu) schnell, breiten sich (zu) schnell aus, und in der Regel sind sie weder mit den schönsten Blüten gesegnet noch tragen sie besonders schöne Blätter. Dafür haben sie aber meist schnell wachsende Wurzeln.

Wohl alle, die einen Garten pflegen, haben eine ungefähre Gliederung des Gartens vor sich, sie wissen, wann und wo welche Pflanzen wachsen und blühen. Sie arbeiten mit Hingabe an der Natur. Sie strukturieren ihren Garten vorsichtig, damit die absichtlich gepflanzten Blumen sich mit solchen ergänzen, die von selber wachsen. So finden sie Freude an dem Zusammenspiel von geplanten und überraschenden Gewächsen. Dafür müssen sie aber manchmal zu schnell wachsende Pflanzen zurückdrängen oder entfernen. Wucherndes Wachstum schränken sie ein. Aber sie wissen auch, dass das Gärtnern abhängig ist von den Kräften der Natur und des Wetters. Der Garten wird manchmal Unwetter mit Hagelstürmen oder langen Trockenphasen ausgesetzt sein.

Wenn aber in einer Ecke des Gartens Unkraut wächst und sich der Aufmerksamkeit des Gärtners oder der Gärtnerin entzieht, wird dieses Kraut dort zuerst die Architektur des Gartens antasten, die Zierpflanzen verdrängen. Dann versucht es sich in den Rest des Gartens auszubreiten. Nach der lokalen Wucherung folgt die Streuung. Die Aufgabe derer, die den Garten pflegen, ist es, überall in dem Garten Präsenz zu zeigen und die ordnende Wirkung – Wachstumshemmung und Gestaltung zugunsten des eigenen Gartens – geltend zu machen. Wenn das Unkraut trotzdem anfängt zu wuchern und zu streuen, ist der Garten bedroht.

« Ein bewegliches Gleichgewicht zwischen wachsender Vitalität und hemmender Strukturierung bildet die Grundlage für einen gesunden Organismus. »

Der Vergleich mit der Krebserkrankung ist offensichtlich. Ein Aspekt dieser schrecklichen und noch immer nur beschränkt behandelbaren Krankheit ist ihr undifferenziertes Wachstum. Alle gesunden Organe im Körper neigen zu Wachstum und Wucherung. Diese Neigung wird aber ständig gehemmt und in Zaum gehalten. Ein bewegliches Gleichgewicht zwischen wachsender Vitalität und hemmender Strukturierung bildet die Grundlage für einen gesunden Organismus. Eine Art innerer Beobachtungsfähigkeit und ein gut funktionierendes Immunsystem gewährleisten die Wahrnehmung von

Entgleisungen dieses Gleichgewichtes und, wenn erforderlich, eine entsprechende Reaktion zur Wiederherstellung derselben.

Wenn es aus bestimmten Gründen doch zu einer Wucherung in einem Organ kommt, zeigt sich, dass dieses wuchernde Gewebe nicht mehr so differenziert, nicht mehr so ausgestaltet und funktionsfähig ist wie das ursprüngliche Organgewebe. Stattdessen äußert es sich in schnellerem Wachstum, in Veränderungen der Zelloberfläche (der Rezeptoren), durch Verdrängung der Umgebung und auch durch Streuung in die weitere Umgebung. Dann sprechen wir von Krebs. Genauso wie die Zierpflanzen ihre fein ausgestalteten Blüten und oft zierliche Blätter haben, ist auch das Gewebe der gesunden Organe sehr differenziert, um die Aufgaben des Organs erfüllen zu können. Geht das Gleichgewicht verloren und bekommt die wuchernde Vitalität freie Bahn, tritt Krankheit auf. Die eher unausgestalteten Krebszellen lassen (wenn auch mit Einschränkungen) einen Vergleich mit den schnell wachsenden, meist plumpen und einfachen Unkrautblättern zu.

Anders als das Unkraut aber können sich Krebszellen vor dem wachsamen Blick des Immunsystems tarnen und lange Zeit ihr Unwesen treiben, ohne bemerkt zu werden.

Die gärtnerischen Tätigkeiten haben gewisse Ähnlichkeiten mit den Funktionen des Immunsystems. Dieses nimmt Fremdheit wahr. Es bemerkt, wenn etwas, was von außen oder von innen kommt, nicht zum eigenen Körper gehört oder nicht dazu passt. Aber es bleibt nicht bei der Wahrnehmung, es folgt auch die Reaktion, der Versuch der Beseitigung des Fremden und der Selbstheilung. Durch unser Immunsystems nehmen wir die Grenze zwischen Selbst und Nichtselbst wahr und schützen sie. Manchmal ist dafür Fieber oder eine andere Entzündungsreaktion notwendig, um auf diesem Weg die eigene Integrität des Körpers wiederherzustellen. So wehrt sich der Organismus gegen schädliche Fremdkörper, Bakterien oder Viren, aber auch gegen veränderte Zellen einzelner Organe.

Die besondere Situation bei Krebs liegt darin, dass die Krebszellen sich für das Immunsystem unbemerkbar machen und die Wucherung nicht auf ein geschwächtes Immunsystem, sondern auf Veränderungen (Mutationen) im Zellkern und an der Zelloberfläche zurückzuführen ist. Dadurch kann der Krebs unter Umständen viele Jahren unbemerkt wachsen und sich verbreiten, ohne Beschwerden zu verursachen und ohne von dem ansonsten gut funktionierenden und gesunden Immunsystem erkannt zu werden.

Die moderne Psycho-Immunologie und die Psycho-Onkologie weisen auf den Zusammenhang zwischen psychischer Verfassung, Immunlage und Krebsprognose hin. Was auf psychischer Ebene Selbstbehauptung genannt werden kann, im Sinne von „Ich lebe mein Leben und lasse mich nicht fremd bestimmen, ich stehe zu meiner Sache“ ist vergleichbar mit der Aktivität des Immunsystems auf körperliche Ebene. Auch diese ist eine Form der Selbstbehauptung, indem sie das Eigene gegen Fremdes schützt.

Ähnlich geht es auch den GärtnerInnen, welche die Gestalt ihres Gartens gut kennen, sie pflegen und vor Fremdbestimmung zu schützen versuchen. In der Bibel spielt im Johannes-Evangelium der Gärtner eine besondere Rolle. Dort wird beschrieben, wie am Ostersonntag Maria von Magdala das leere Grab entdeckt und den Leichnam ihres Meisters sucht. Im

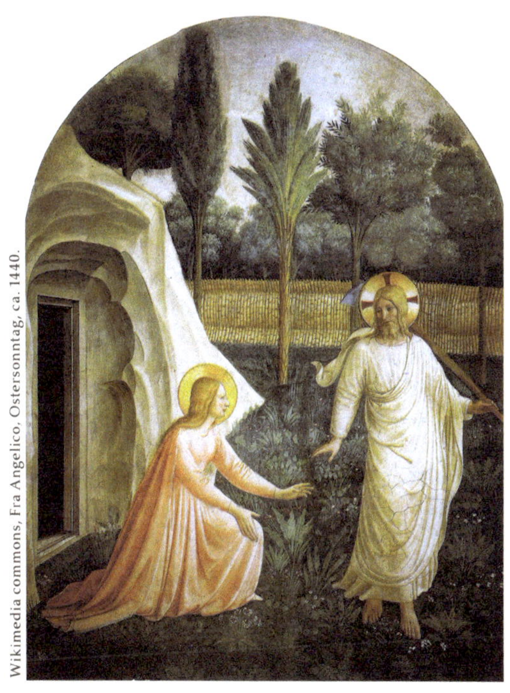

Wikimedia commons, Fra Angelico, Ostersonntag, ca. 1440.

« In der Bibel spielt im Johannes-Evangelium der Gärtner eine besondere Rolle. »

Garten sieht sie jemanden, von dem sie zuerst meint, er sei der Gärtner, der mit heilsamer Hingabe den Garten pflegt. Dass es der auferstandene Christus ist, ahnt sie noch nicht. Erst als dieser sie mit ihrem Namen anspricht, erkennt sie in ihm den Heiland.

Vieles spricht aus meiner Erfahrung dafür, dass ein wesentlicher Aspekt der Therapie bei Krebs die Stärkung der Autonomie und der inneren Präsenz ist, stets Hand in Hand mit der Demut, die vor Selbstüberschätzung schützt und Höheres gelten lässt. Auf der psycho-sozialen Ebene bedeutet dies, dass auch und vor allem bei der Therapie-Entscheidung die PatientIn selbst mitentscheiden soll, ob er oder sie sich auf diese oder jene Therapie einlassen möchte. Die Einstellung „Die werden wohl wissen, was gut für mich ist, ich werde alles tun, was die Ärzte verordnen“ ist angesichts von Verzweiflung und fehlendem Sachverstand nachvollziehbar, aber stellt alles andere als eine selbstbestimmte Lebensführung dar. Die Herausforderung der Krankheit könnte vielmehr lauten: „Zeige wer du bist, zeige Präsenz, lasse dich nicht (wieder) fremdbestimmen“. Die PatientInnen fühlen sich der Krankheit ohnehin schon wie ausgeliefert, dann sollen sie sich nicht zusätzlich auch noch den Ärzten ausliefern. Eine heilsame therapeutische Beziehung auf Augenhöhe zu einem begleitenden Arzt oder einer Ärztin oder zu TherapeutInnen ist leider nicht immer gegeben. Neben der Selbstbestimmung braucht die Gesundung ein

« Der so oft vermittelte Zeitdruck, schnell mit einer Operation, Chemotherapie oder Bestrahlung einverstanden zu sein, ist in der Regel gar nicht nötig. »

bewegliches soziales Umfeld sowie die Hingabe an die inneren Quellen des Lebens. Mit disziplinierter Willenskraft ist Heilung nicht zu erzwingen.

Der so oft vermittelte Zeitdruck, schnell mit einer Operation, Chemotherapie oder Bestrahlung einverstanden zu sein, ist in der Regel gar nicht nötig. Jeder und jede hat die Zeit, sich zuerst über die verschiedenen Behandlungsmöglichkeiten und unterschiedliche Kliniken zu informieren, bevor er oder sie sich entscheidet. Auch wenn die Statistik sagt, dass eine bestimmte Chemotherapie mehr Vorteile als Nachteile bietet – wie es im Einzelfall ausgeht, kann niemand im Voraus sagen. Manchmal ist es der Mut eines Patienten oder einer Patientin, eine empfohlene Therapie abzulehnen und eine sogenannte alternative Behandlung in Anspruch zu nehmen; in anderen Fällen kann es gerade mutig sein, sich einer Chemo-Therapie zu unterziehen. Worauf es ankommt, ist, ob die Entscheidung fremd- oder selbstbestimmt (auch gemeinsam mit Angehörigen) getroffen wurde.

Wirkliche Therapie ist – ebenso wie die sogenannte Krebsvorsorge – die liebevolle Anregung des inneren Gärtners, seinen Garten in seinem individuellen Stil zu pflegen und in Erscheinung treten zu lassen, Präsenz zu zeigen und sich nicht von Unkraut, auch nicht von anderen Meinungen der Nachbarn darüber, wie ein Garten auszusehen hat, verdrängen zu lassen. Leider kann aber auch der beste Gärtner nicht immer verhindern, dass sich ein Kraut unerkennbar in ein Unkraut verwandelt und unerkannt sein Unwesen treibt.

Was kann ich selber tun?

Statt ärztliche Behandlungsprotokolle oder auch eventuelle „alternative" Therapien zu befolgen, stellen viele KrebspatientInnen die Frage, was sie *selber* tun können. Oft lautet die Formulierung eher, was sie *selber gegen den Krebs* tun können. Manchmal aber liegt die Betonung darauf, was sie *selber für* ihre Gesundheit oder Heilung, oder gar was sie *selber trotz* des Krebses alles noch für die Welt tun können.

Es gibt viel, was an Krebs Erkrankte eigenständig für ihre Gesundheit tun können. Trotzdem bleibt es eine Gratwanderung: Aktiv trotz des Krebses etwas für die Gesundheit zu tun, ist nicht identisch mit der selbstermächtigenden Meinung, dass der Verlauf der Krankheit vor allem vom eigenen Einsatz und Willen abhängt. Letzteres würde in seiner Konsequenz bedeuten, dass ein möglicherweise tödliches Fortschreiten dann mit- oder gar selbstverschuldet wäre.

In Bezug auf den Lebensstil ergaben sich mir im Laufe jahrzehntelanger Begleitung von Frauen mit einer Krebsdiagnose verschiedene Bereiche in denen es möglich ist, selber aktiv etwas für die Gesundheit zu tun oder die Lebens-Umstände zu begünstigen. Die vorgeschlagenen Optionen scheinen sich auf jeden Fall positiv auf die Lebensqualität auszuwirken. Und vermutlich hat eine hohe Lebensqualität auch einen günstigen Einfluss auf die Lebensdauer.

Die folgenden Themen mögen als Orientierung dienen, und jeder und jede kann sich daraus das zu eigen machen, was ihn oder sie anspricht. Ideal wäre die Haltung: „Sagt es mir etwas, tut es mir etwas (bewegt es mich) und kann ich konkret etwas damit anfangen? Dann wird sich zeigen, ob es sich fruchtbar in mein Leben integrieren lässt und bewährt."

Auf gesunde Ernährung achten

Viele Bücher sind schon über das Thema Ernährung und Krebs geschrieben worden. Vor vielen Jahren hatte ich eine jüngere Patientin mit einem fortgeschrittenen Brustkrebs. Sie wusste, dass sie vermutlich nicht mehr lange zu leben hatte. Eines Tages fragte sie mich, ob sie nicht doch einmal eine Bratwurst essen dürfe, sie hätte so eine Lust darauf, aber sie hatte gelesen, dass Fleisch und insbesondere Bratwurst bei Krebs gemieden werden soll. Ich meine: Wenn Ernährungsratschläge zu solchen strengen Regeln werden, stimmt etwas nicht. Was wir essen, soll gut schmecken und Mahlzeiten sind immer auch soziale Ereignisse.

Nach meinen Erfahrungen und Recherchen gibt es keine für alle gültige, typische Krebsdiät. Aber es gibt sehr viele, zum Teil sehr einseitige Diätvorschriften, sehr spezielle Lebensmittel und Nahrungsergänzungsmittel, von denen behauptet wird, dass sie gegen den Krebs wirken. Überzeugt hat mich davon wenig.

Was es sehr wohl gibt, sind allgemeine Hinweise für eine gesunde und gesundende Ernährung, insbesondere auch für Menschen mit oder nach einer Krebserkrankung. Und jeder kann diese nach eigener Natur und Situation variieren oder ergänzen.

Diese Hinweise umfassen insbesondere:

- Vegetarische, biologische und selbst zubereitete Kost mit reichlich regionalen und saisonalen gekochten Gemüsesorten. Außerdem Öle, Kräuter, Getreide und gerne auch Salate. Vor allem: sich Zeit nehmen für ruhige Mahlzeiten.

- Frühstück mit einem warmen Getreidebrei oder Porridge mit etwas gekochtem Obst ist etwas Wunderbares.
- Sinnvoll ist es, möglichst wenig Zucker und Weißmehlprodukte und nicht zu viel tierisches Eiweiß zu sich zu nehmen. „Genussmittel" wie Alkohol und Kaffee sind besser zu meiden.
- Ausreichend trinken, am besten Kräutertees und stilles Wasser. Gerne auch frisch und selbst zubereitete Smoothies.
- Obst ist ein gesundes Sonnengeschenk, einige Sorten enthalten aber sehr viel Fruchtzucker (und kommen von weit her) und sind deshalb nicht so sehr zu empfehlen (zum Beispiel Bananen, Melone, Weintrauben, Kaki, Papaya). Geeignete Obstsorten wie Äpfel, Birnen, Pflaumen, Kirschen, Himbeeren und Johannesbeeren wachsen in unserer Nähe.
- Gute Fette liefern lebenswichtige Fettsäuren und helfen, fettlösliche Vitamine aus der Nahrung aufzunehmen. Besonders wertvoll sind ungesättigte Fettsäuren (zum Beispiel in Pflanzenöl, Nüssen, eventuell Fisch). Geeignete Fette sind kaltgepresste Öle wie Oliven- oder Leinöl und auch Butter.

« Bedenken Sie, dass Sie selbst die ExpertInnen Ihrer Ernährung sind. Probieren Sie aus, was Ihnen am besten bekommt. »

Bedenken Sie aber, dass Sie selbst die ExpertInnen Ihrer Ernährung sind. Probieren Sie aus, was Ihnen am besten bekommt.

Viel wird über das Fasten gesprochen. Eines aber sollte klar sein: Sie können den Krebs nicht durch Fasten aushungern und dabei den Körper gesund und abwehrstark halten. Wohl aber kann ein moderates Fasten für Körper und Seele vitalisierend sein. Ein- oder zweimal im Jahr eine Woche zu fasten, ist für viele Menschen etwas Gutes. Auch das intermittierende Fasten, zum Beispiel nur zwei Mahlzeiten am Tag und dann etwa 16 Stunden nicht zu essen oder auch jede Woche einen Tag zu fasten, regt bei vielen Menschen die Gesundheit des Stoffwechsel- und Verdauungsbereich ans. Bewährt hat sich speziell auch, an den zwei Tagen vor und während einer Chemotherapie zu fasten und dafür nur reichlich (auch Gemüsesäfte, aber kein süßer Obstsaft) zu trinken.

Ein Wort zu den vielen Nahrungsergänzungsmitteln: es gibt eine ganze Reihe Substanzen, die insbesondere bei Krebspatienten helfen sollen. Ob diese im Einzelfall wirklich empfohlen und in hohen Dosen eingenommen werden sollen, hängt von der Art der Ernährung und natürlich von der individuellen Konstitution und dem Gesundheitszustand ab. Ich empfehle für nähere Informationen hierzu die Bücher von Andreas Michalsen, *Heilen mit der Kraft der Natur* sowie *Mit Ernährung heilen: besser essen – einfach fasten – länger leben.*

Schlaf und Pausen sind wichtig

Genügend langer Schlaf und gerne auch noch ein (kurzes) Mittagschläfchen sind nicht nur gesund für den Körper, auch die Seele und der Geist profitieren davon. „Im Schlaf heilen die Götter" sagte stets mein früherer Lehrmeister Dr. L. F. C. Mees.

Das Leben ist kein Kontinuum, es verläuft rhythmisch. Jede Nacht wird uns eine „Pause" vom wachen Tagesbewusstsein geboten. Wachen und Schlafen sind wie Ein- und Ausatmen, wie Systole und Diastole des Herzens, wie Sommer und Winter im Jahreslauf. Das eine gibt es nicht ohne das andere, eigentlich sind es zwei Seiten derselben Sache. Alle Naturprozesse vollziehen sich rhythmisch und alle lebendigen Rhythmen sind beweglich; dadurch unterscheiden sie sich von dem immer gleichen, mechanischen Takt.

« Wir können die Nacht noch mehr zu einer Kraftquelle für Seele und Geist machen, indem wir abends einen kurzen Rückblick auf die besonderen Momente oder Begegnungen des Tages halten. »

Im Schlaf, wenn der Körper „befreit" ist vom wachen Bewusstsein, kann er sich erholen, regenerieren und verjüngen. Wer rhythmisch und ausreichend lange schläft, gibt seinem Körper immer wieder Gelegenheit, sich verjüngend zu gesunden. Selbstverständlich können nachts nicht alle Krankheiten geheilt werden, aber die Fähigkeit des Körpers, allem was ihn krankmacht eine möglichst starke Gesundheit gegenüberzustellen, wird durch den Schlaf gefördert.

Wir können das Einschlafen und Aufwachen so gestalten und die Nacht noch mehr zu einer Kraftquelle für Seele und Geist machen, indem wir abends einen kurzen Rückblick auf die besonderen Momente oder Begegnungen des Tages halten, vielleicht sogar eine Frage oder einen Gedanken mitnehmen in die Nacht. Morgens nach dem Aufwachen können wir in Ruhe nachklingen lassen, was die Nacht uns sagen wollte, eventuell einen Traum oder eine Stimmung aus dem Schlaf einmal aufschreiben. Ein solcher Umgang mit den Übergangsmomenten zwischen Wachen und Schlafen kann den Tag bereichern und den Schlaf vertiefen.

Bewegung

Unser Körper besteht zu einem Großteil aus Muskeln, die sich in einem genialen Bewegungsapparat mit seinen Gelenken, Knochen, Sehnen, Nerven, Fett- und Polstergewebe befinden. Das befähigt uns nicht nur zum Gehen, sondern auch zum Tanzen, Werken, Singen und zu allen anderen Tätigkeiten. Bei jeder Art von Bewegung entwickeln wir Wärme. Und für alles, was wir in der Welt bewirken wollen, müssen wir uns bewegen, ob nun feinmotorisch (schreiben, sprechen) oder grobmotorisch. Wenn wir uns für bestimmte Tätigkeiten oder Visionen und Ideen begeistern und diese tatsächlich umsetzen, „erwärmen" wir uns für etwas, wir bringen Wärme in die Welt und gleichzeitig auch in unseren Körper.

Wandern, laufen, walken oder joggen sind rhythmische Bewegungen, die sehr viele Muskelgruppen in Anspruch nehmen – viel mehr übrigens als bei dem eher mechanischen Fahrradfahren.

Spazieren zu gehen oder zu wandern ist nicht nur für den Körper, sondern auch für die Seele eine gesundende Tätigkeit. Spazierengehen bringt uns in einen Zustand rhythmischer Entspannung und Aktivität, wir können durch unsere Sinne die heilsame Natur aufnehmen, wir sehen, wie die Blätter sich herbstlich verfärben, wir hören das Singen der Vögel und das Rauschen des Windes, wir riechen den Duft der feuchten Erde und fühlen die frische Luft auf unserem Gesicht. Ein Spaziergang kann erholsamer sein als ein Päuschen auf dem Sofa.

« Ein Spaziergang kann erholsamer sein als ein Päuschen auf dem Sofa. »

Zur besonderen Anregung von Herz, Kreislauf und Stoffwechselvorgängen ist natürlich Sport nach individuellem Belieben hervorragend geeignet.

Eine nochmals andere Qualität der Bewegung ist die schaffende oder schöpferische Tätigkeit beim Werken, Gärtnern, Plastizieren, beim Bildhauen oder auch Tanzen. Gezielt therapeutisch kann die Bewegung bei der Heileurythmie oder auch beim Yoga eingesetzt werden.

Begleitung durch Psychotherapie und Psycho-Onkologie

Es gibt verschiedene Gründe, warum es in Zusammenhang mit einer Krebserkrankung sinnvoll sein kann, psychotherapeutische Hilfe in Anspruch zu nehmen. Einige davon sind zum Beispiel:

- Wie werde ich fertig mit dem Schock der Diagnose?
- Bei manchen Menschen steht das Thema Angst vor dem Tod im Vordergrund. Wie gehe ich damit um?
- Wie finde ich meinen Weg in dem Dickicht der konventionellen und alternativen Therapieangebote?
- Andere beschäftigt vor allem die Frage: Welche Konsequenzen hat dieser Lebenseinschnitt für den mittelfristigen beruflichen Lebensplan?
- Oder: der Umgang mit der Krankheit in der Partnerschaft beziehungsweise in der Familie braucht dringend Unterstützung. Wie rede ich mit meinen Kindern?
- Fragen treten auf wie: Warum gerade ich, was habe ich in meinem Leben („falsch?") gemacht, dass ich nun diese Krankheit kriege? (Die Suche nach Ursachen oder Schuld wird selten erfolgreich oder hilfreich sein, therapeutische Hilfe besteht häufig gerade darin, genau diese Suche aufzugeben.)
- Welche biographischen Knoten will ich unbedingt noch lösen, jetzt wo ich es noch kann?

Welche Art der Therapie am besten ist, liegt ganz wesentlich auch an dem Menschen, der sie durchführt.

Es muss übrigens nicht immer eine psycho-onkologische Therapie sein. Manchmal kann auch eine gut begleitete Selbsthilfegruppe viel bringen, eine Biographie-Arbeit oder eine systemische Psychotherapie. Bei anderen kann eine Maltherapie vielleicht ebenso heilsam wirken.

« Manchmal kann auch eine gut begleitete Selbsthilfegruppe viel bringen. »

Heilende Kunst

Jeder Mensch ist ein Künstler, hat Joseph Beuys gesagt. Jeder Patient braucht Kunst, um wieder (Lebens-) Künstler zu werden. Kunst weitet die Seele und trägt mich über mich selbst hinaus. Sie ist eine schöpferische Kraft, der ich mich zu nähern versuche und an der ich teilhaben möchte. Sie hilft mir dabei, mein Seelenleben lebendiger und intensiver zu machen.

Die Befruchtung durch die Kunst kann sowohl aus meiner eigenen künstlerischen Tätigkeit fließen als auch durch meine Öffnung für die Früchte der schöpferischen Fähigkeiten anderer Künstler. Es können Skulpturen von Michelangelo, Gemälde von Richter, Nocturnes von Chopin, Dramen von Schiller, Gedichte von Novalis sein – oder eben auch meine eigenen „Werke". Manch einer hat eher einen Zugang zu der Welt des Schöpferischen über das Wort, andere über die Musik oder die bildende Kunst.

In der Kunst versuche ich etwas aus meinem Innern auszudrücken, aber gleichzeitig befreie ich mich von mir selbst und begegne der Welt. Kunst macht schwingungsfähig und ernährt die Seele. Sie führt uns in kaum geahnte Regionen, in die Tiefe der Trauer und in die Höhen der Freude. Verloren geglaubte Gefühle bekommen wieder Leben, andere werden ausgeglichener. Je nach den eigenen Vorlieben oder Neigungen kann die aktive, schöpferisch-künstlerische Tätigkeit zum Beispiel in einem Malkurs oder in einer Maltherapie, beim Bildhauen, Singen oder Schreiben so beflügelnd wirken wie für andere eine Psychotherapie.

Meditation bringt Ruhe

Es gibt klare Hinweise, dass Meditation nicht nur gut ist für die Seele und den Geist, sondern dass durch Meditieren auch das Immunsystem gestärkt wird. Meditation hat mit Konzentration zu tun und hilft dabei, zu Ruhe und Entspannung zu kommen. Es bedeutet, die eigene „innere Kapelle" aufzuräumen, leerzuräumen, und diese Leere so auszuhalten, bis sie nicht mehr leer ist, sondern sich reich und lichtvoll füllt. Es bedarf dazu des Stillwerdens der Gedanken, Erinnerungen und Gefühle, die stets störend in unsere innere Kapelle eintreten (wollen). Da hilft nicht das Abwehren dieser Gedanken, sondern die Besinnung auf die gefüllte Leere.

« Es gibt klare Hinweise, dass Meditation nicht nur gut ist für die Seele und den Geist, sondern dass durch Meditieren auch das Immunsystem gestärkt wird. »

Die so vorbereitete Verfassung kann nun weiter gestaltet oder gefüllt werden mit zum Beispiel einem Gebetsspruch, einem Meditationstext oder einem Bild.

Meditation gelingt am besten, wenn sie aus innerem Bedürfnis kommt (nicht etwa aus selbstauferlegter Pflicht) und täglich etwa zur gleichen Zeit gepflegt wird.

Solche regelmäßigen Momente der inneren Ruhe und Besinnung können mir helfen, mein Leben selbstbestimmt zu führen und vermeiden, dass ich gelebt werde; dass ich eher das Wesentliche vom Unwesentliche unterscheiden lerne; dass mein Vertrauen in mich und in die Welt wächst; dass ich mich in mir und in der Welt geborgen und zu Hause fühle.

Dies alles wird meine Lebensqualität fördern. Und es ist gut denkbar oder sogar sehr wahrscheinlich, dass sich das auch positiv auf meine Gesundheit, auf mein Immunsystem und meine Lebenserwartung auswirkt.

Zum Weiterlesen:

Hendrik Vögler: *Sinn und Sein meditieren. Eine Skizze.*
Mit vielen praktischen Anregungen.
Info3 Verlag Frankfurt, 2015.

Andreas Michalsen: *Heilen mit der Kraft der Natur.*
Insbesondere das Kapitel Yoga, Meditation und Achtsamkeit
Insel Verlag Berlin, 2018.

Herausforderung Sinngebung

In unserer Jugend und Adoleszenz haben wir uns immer wieder gefragt: Wer bin ich, was will ich und was ist der Sinn des Lebens? Im Erwachsenenalter sind wir dann oft so mit unserer Arbeit, mit der Familie, vielleicht mit pflegebedürftigen Eltern (oder mit Aktien) beschäftigt, dass wir die Fragen unserer Jugend vergessen. Das Leben nimmt seinen Lauf, wir haben unsere Beschäftigung, wir wollen vielleicht die Erwartungen der Chefin, des Ehepartners, des verstorbenen Vaters erfüllen, aber ob das dem Sinn des Lebens oder gar dem Sinn *meines* Lebens entspricht? Wann haben wir Zeit und Muße, darüber nachzudenken? Und wenn wir einmal Zeit haben, dann wollen wir vielleicht lieber „echt entspannen", als solchen anspruchsvollen Fragen nachzugehen. Das kann lange gutgehen (vermutlich ist „gut" hier nicht das richtige Wort), aber oft nur so lange, bis eine Krise oder Krankheit kommt. Dann kann das Kartenhaus des Lebens plötzlich zusammenbrechen, die Krebsdiagnose ist da, der Burnout, die Entlassung, die Trennung …

Hat der Sinn des Lebens mit einem möglichen Sinn der Krankheit zu tun?

Die Sinn-Frage bezieht sich auf die Zukunft, im Gegensatz zu der Frage nach der Ursache, die sich auf die Vergangenheit richtet. Bei dem Versuch, die eigene Krankheit zu verstehen, wenden wir uns oft (vergeblich?) der Ursachensuche zu. Was habe ich „falsch" gemacht, so dass ich jetzt diese Krankheit bekommen habe? Bin ich krank geworden, weil ich …? Aber könnte es nicht auch heißen: Ich bin krank geworden, damit ich …? Im letzteren Falle liegt die Ursache in der Zukunft. Dann könnte der künftige Sinn so etwas wie eine Ursache für mein weiteres Leben werden. Es geht dabei weniger um die Frage, was der Sinn von einem Leben mit oder nach dem Krebs sein könnte, sondern darum, welchen Sinn ich selbst meinem Leben mit oder nach dem Krebs geben möchte. Je lebhafter ich diesen Sinn lebe, je mehr tue ich etwas für meine Gesundheit. Ob dadurch das Leben länger wird, ist schwer nachzuweisen; ganz sicher aber wird es bewusster, strahlender und erfüllter werden.

« Es geht darum, welchen Sinn ich selbst meinem Leben mit oder nach dem Krebs geben möchte. »

Ohnmacht oder Selbstbestimmung?

Krebs kommt immer unvorbereitet. Frau A. war 45 Jahre alt, kerngesund und lebensfroh, beruflich erfolgreich, gut belastbar, machte regelmäßig Sport und ernährte sich gesund, als sie zufällig beim Duschen einen Knoten in ihrer Brust ertastete. Noch am gleichen Tag suchte sie ihre Frauenärztin auf, die den Befund bestätigte und sie an ein Brustzentrum überwies. Dann ging alles ganz schnell. Eine Mammographie und eine Biopsie wurden gemacht, womit die Diagnose Brustkrebs gesichert war. Es folgten noch einige Untersuchungen. Nach vier Tagen teilte die Ärztin des Brustzentrums ihr mit, dass die Tumorkonferenz über ihren Fall beraten habe und diese zuerst eine Chemotherapie empfehle, danach solle operiert werden mit anschließender Bestrahlung. Darum komme sie leider nicht herum, wurde ihr gesagt, dass müsse jetzt wohl sein, übermorgen würde die Behandlung beginnen können.

Frau A. wurde wie so viele PatientInnen völlig unvorbereitet mit der Diagnose Krebs konfrontiert. Sie fühlte sich dieser Erfahrung ohnmächtig ausgeliefert und wurde ebenso von den angekündigten Therapiemaßnahmen überrumpelt, von denen es hieß, dass sie „wohl jetzt sein müssen". Ihr stand eine Phase völliger Fremdbestimmung bevor, sofern sie nicht rechtzeitig aufwachen und die Zügel selbst in die Hand nehmen würde.

Dem bekannten Schriftsteller und Neurologen Oliver Sacks muss es ähnlich ergangen sein. In seinem Buch *Dankbarkeit* erzählt er, wie es ihm nach der Nachricht erging, dass er multiple Lebermetastasen eines schwarzen Hautkrebses (Melanoms) hatte, der neun Jahre zuvor erfolgreich behandelt worden war: „Vor einem Monat glaubte ich, gesund zu sein, sogar sehr gesund. Mit einundachtzig schwimme ich immer noch eine Meile pro Tag." Dann wurde ein Kontroll-CT der Leber gemacht und eine ausgedehnte Metastasierung festgestellt. Wenige Monate später starb er. Für ihn war es vermutlich ein Segen, dass nicht schon früher ein Leber-Scan gemacht wurde.

Wann macht Krebs krank?

Sämtliche Krebsfrüherkennungsuntersuchungen wie das Mammographie-Screening oder die Darmspiegelung beruhen auf der Annahme, dass Menschen, die sich gesund fühlen, möglicherweise doch Krebs haben. Manchmal bietet ein früh erkannter Krebs (also eine Diagnose bevor Symptome auftreten) tatsächlich bessere Behandlungsoptionen. Aber durch Früherkennung werden Menschen, die sich gesund fühlen, früher mit der Diagnose Krebs konfrontiert, als wenn sie den Krebs erst später durch entsprechende Symptome bemerkt hätten. Für das Erleben der Betroffenen ist es vor allem das *Wissen* um den Krebs in diesem oder jenem Stadium, das sie mit einem Schlag von einem gesunden Menschen zu einem kranken und von Angst bedrohten Patienten werden lässt.

Jemand kann schon viele Jahren Krebs haben und gar nichts davon bemerken, keine Beschwerden und keine Schmerzen haben, keine Erschöpfung oder verminderte Belastbarkeit spüren. Er kann sich also rundweg gesund fühlen und trotzdem Krebs haben. Ist er in dieser Zeit trotzdem noch *gesund*, solange er sich so fühlt – oder ist er *krank*, obwohl er es nicht weiß? Erst wenn der Krebs die Organe so angetastet hat, dass Beschwerden auftreten, fühlt man sich echt krank. Oder eben schon vorher, wenn durch eine Früherkennungsuntersuchung die Diagnose Krebs plötzlich das Leben verändert.

Heute weiß man, dass der Krebs das Immunsystem des betreffenden Menschen so gut kennt, dass er sich für das System unerkennbar machen kann. Die Krebszellen reagieren mit ihren Oberflächenstrukturen so auf die Tätigkeit des Immunsystems, dass dieses sie nicht als fremde und zu bekämpfende Elemente wahrnimmt. Wenn das Immunsystem in der Lage wäre, massiv gegen die Krebszellen vorzugehen, würden die üblichen Krankheitssymptome wie Erschöpfung, Schmerzen und Fieber auftreten – dies als Ausdruck eines (Selbst-) Heilungsversuches und der immunologischen Auseinandersetzung mit den Krebszellen, ähnlich wie das körpereigene Immunsystem sich auch gegen Viren, Bakterien oder andere Fremdeinflüsse zur Wehr setzt. Aber solange die Krebszellen in der Lage sind, sich vor dem Immunsystem zu tarnen, wird der betroffene Mensch nichts oder nur wenig ahnen und solange ist er nichtsahnend der aggressiven Tätigkeit des Krebses ausgeliefert.

« Solange die Krebszellen in der Lage sind, sich vor dem Immunsystem zu tarnen, wird der betroffene Mensch nichts oder nur wenig ahnen. »

Leider stärkt die Art, wie die heute gängige Krebstherapie dem Patienten vermittelt wird, nicht gerade die Kräfte der Immunisierung oder der autonomen Entscheidung. „Aufgrund statistischer Studien müssen wir Ihnen in diesem Krebsstadium diese oder jene Therapie empfehlen, alles andere wäre Leichtsinn, das muss jetzt leider sein" – so oder ähnlich verläuft oft das Therapiegespräch.

Perspektivwechsel: Die Mistel und ihre Wirkung

Was bedeutet die Anpassung an sich langsam verändernde Umstände? Ist sie ein Ausdruck von Stärke und Kraft, oder von Ohnmacht? Die Mistel ist in Bezug auf ihre Umgebung recht eigenwillig und nicht sehr anpassungsfähig. Sie widersetzt sich sowohl der üblichen Zeitgestalt im Jahreslauf wie auch den räumlichen Gesetzmäßigkeiten. Die Mistel blüht im abklingenden Winter von Januar bis März, ihre Beeren werden erst fast ein Jahr später im Dezember reif. Ihre Blätter bleiben etwa zwei bis drei Jahre an den Ästen, bevor sie, fast ohne zu verfärben, abfallen. Die Mistel wächst sehr langsam, wie zeitverzögert. Sie fügt sich weniger ein in den üblichen Jahreslauf der Natur, sondern hat ihre eigene zeitliche Dynamik. Fast alle Pflanzen orientieren sich in ihrer Wachstumsrichtung an Sonnenlicht und Schwerkraft, sie wachsen entsprechend von der Erde in Richtung Himmel. So haben die meisten Pflanzen eine Orientierung im Raum zwischen Oben und Unten. Nicht so die Mistel: Sie bildet eine nahezu perfekte Kugelgestalt ohne Oben oder Unten, ohne Vorne oder Hinten, sie wirkt wie eine eigene, einheitliche Gestalt, weder eingebettet in oder angepasst an die irdischen Raumgesetzmäßigkeiten.

Die weißbeerige Mistel (Viscum album) ist auch in genetischer Hinsicht eine bemerkenswerte Pflanze. Die Kerne der Zellen sind besonders groß, sie enthalten außergewöhnlich viel genetische Substanz (DNA, RNA und deren Bruchstücke). Man spricht bei der Mistel von einem *großen Genom*. Was bedeutet das?

Pflanzen mit einem normalen oder eher kleinen Genom sind beispielsweise Rosen, Apfelbäume oder Veilchen. Schöne und blühende Pflanzen, die sich normal entwickeln und sich in vielerlei Arten züchten lassen. Die Mistel hat jedoch andere Eigenschaften: sie entwickelt sich langsam, ist ziemlich unscheinbar in der Blattform, ihre Blüten bemerkt man kaum, sie ist monoton in den organischen Formen und der Gestalt. Diese Beständigkeit ihrer Form kommt auch darin zum Ausdruck, dass in Europa nur eine Art – eben Viscum album – vorkommt, zwar mit etwa drei Unterarten, die sich allerdings doch wieder sehr ähnlich sind. Das langsame Wachstum, die Unauffälligkeit in der Erscheinungsform und die geringe Differenzierung in unterschiedlichen Arten kommen bei Organismen mit einem sehr großen Genom häufig vor. Solche Organismen ändern sich auch im Laufe der Evolution über Millionen von Jahren wenig und haben öfter eine „fossile" Erscheinung. Sie bleiben sich in ihrer althergebrachten Form treu. Auch von der Mistel lässt sich sagen, dass sie besonders beständig in der Gestaltung ihres Organismus ist und beharrlich in ihrer Erscheinungsform ruht, was auf ihre genetische Stabilität zurückzuführen ist.

Fast alle Lebewesen sind ständig Einflüssen von außen ausgesetzt, die immer wieder Mutationen im Kernmaterial auslösen. Diese können manchmal Anlass für Evolution, Veränderung oder Variation der Pflanzen oder Tiere werden. Nicht aber bei der Mistel, denn ihre genetischen Eigenschaften gewährleisten eine so große Beständigkeit, dass kaum Evolution, aber auch keine Abirrungen von der DNA möglich sind.

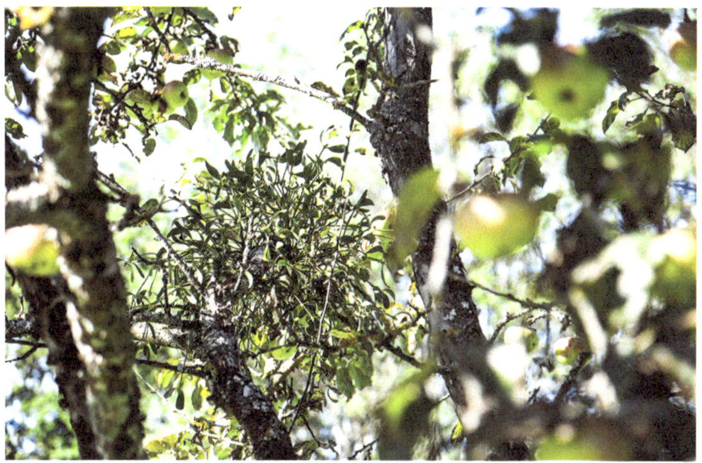

« Die Mistel ist eine Pflanze, die dem menschlichen Organismus ein Beibehalten der organischen Form in der physiologischen Gestaltung ‚vorlebt'. »

Die Mistel hat dieses stabile Erbgut dank einer übergroßen Menge an kontrollierenden, regulierenden genetischen Substanzen in den Zellkernen. Diese Eigenschaft der Mistelpflanze steht in krassem Gegensatz zu dem, was eine Krebszelle charakterisiert: In den Krebszellen treten vermehrt Mutationen auf und das Genom wird zunehmend instabil. Die Mistel ist somit eine Pflanze, die dem menschlichen Organismus ein Beibehalten der organischen Form in der physiologischen Gestaltung „vorlebt". In dieser Hinsicht vertritt sie eine Eigenschaft und „Tugend", die den Krebszellen fehlt. Deshalb kann ein Extrakt aus der Mistel bei dieser Erkrankung zur Wiederherstellung der physiologischen Stabilität der Zellen im menschlichen Organismus beitragen.

Ohnmacht überwinden

Die Geste des Sich-nicht-anpassens ist ein Aspekt, warum eine Misteltherapie bei Krebs Sinn ergibt und hilfreich sein kann. Das Immunsystem darf die manipulativen Wirkungen des Krebses nicht länger dulden oder sich ihnen ohnmächtig anpassen, es soll vielmehr angeregt werden, sich zu widersetzen. Die Mistel fordert das Immunsystem auf, wachsamer zu sein und kräftiger zu reagieren. Ähnliches gilt für die Seele und ihren Umgang mit den von statistischen Studien und Tumorkonferenzen diktierten Therapievorschlägen: die Patientinnen und Patienten, die folgsam tun, was die ÄrztInnen sagen, stehen ganz anders im Leben und in ihrer Krebsbiographie als diejenigen, die wirklich eigene Wege suchen und gehen, auch in der Therapie, oder die sich am Ende doch für eine Chemotherapie oder Bestrahlung entscheiden, aber erst nach eigener, gründlicher Auseinandersetzung. Das bedeutet leider nicht, dass auf diesem Weg und mit ausreichender Willenskraft der Krebs dann tatsächlich immer besiegt werden kann.

« Die Mistel fordert das Immunsystem auf, wachsamer zu sein und kräftiger zu reagieren. »

Wie eingangs beschrieben, werden die meisten KrebspatientInnen völlig unvorbereitet mit ihrer Diagnose konfrontiert, sodass ihr Grundvertrauen in den eigenen Körper und ihr Lebensgefühl schwer verunsichert wird. Die Fundamente des Lebens wanken, das Lebensende rückt zumindest in den Befürchtungen abrupt näher. Die Betroffenen werden aufgefordert, sich zu fragen, was sie weiter mit ihrem Leben – ob kurz oder lang – machen wollen, welchen therapeutischen Weg sie gehen und welche Hilfen sie dabei in Anspruch nehmen möchten. Der autonom wachsende, metastasierende und lebensvernichtende Krebs kann das Lebensgefühl und die psychische Verfassung so treffen, dass Ohnmacht, Depression oder Resignation sich breit machen. Oder aber die betroffenen PatientInnen werden von einem aufflammenden Lebenswillen und Kampfgeist ergriffen, sie wollen alles tun, um den Krebs zu besiegen, sie widmen ihr Leben diesem Kampf und den vielen möglichen Therapien gegen den Krebs.

Sie können aber auch diesen Wink mit dem Zaunpfahl zum Anlass nehmen: Blicken Sie auf ihr Leben zurück und schauen Sie nach vorne, ziehen Sie eine Zwischenbilanz, ohne sich von der Diagnose lähmen oder sich von Heilsversprechungen verführen zu lassen. Eine solche Bilanz kann Anlass sein, Wesentliches von Unwesentlichem zu unterscheiden, manche Prioritäten anders zu wählen, auch manche Lebensschwerpunkte anders zu gewichten. Bei einer solchen Arbeit kann eine therapeutische Begleitung mit der Mistel sehr sinnvoll sein, aber auch zum Beispiel eine psycho-onkologische Therapie, Biographiearbeit oder Kunsttherapie. Ziel braucht dabei weder die Suche nach krebsverursachenden Traumata oder eventuellen karmischen Geschehnissen sein, noch muss versucht werden, den Krebs willentlich zu besiegen. Es geht „lediglich“ um zwei Fragen: Was will ich mit meiner verbleibenden Lebenszeit tun, auch in Zusammenhang mit all dem was war? Und: Welche Krebstherapien sind für mich bei dieser Form

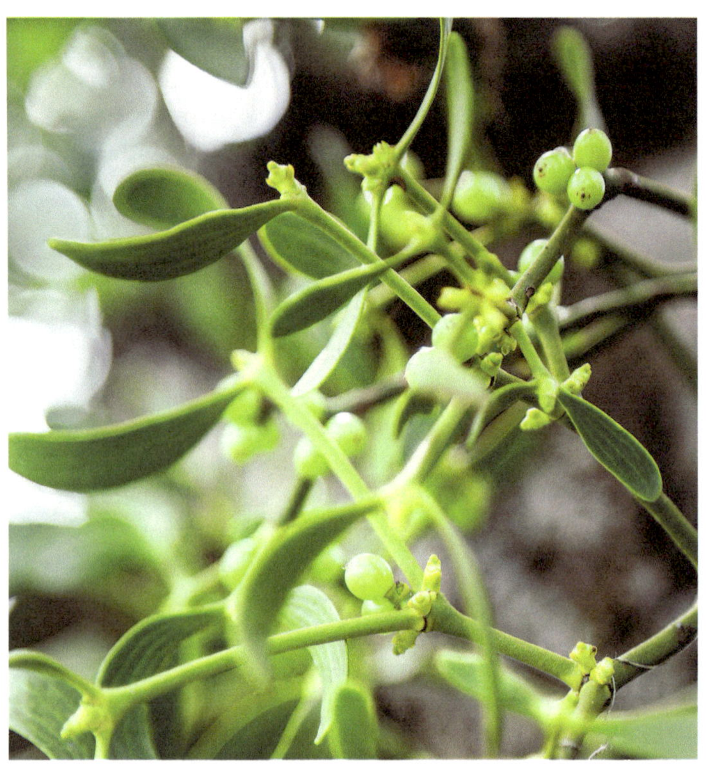

« Was kann ich mit dem Krebs alles noch tun? »

von Krebs und in meinem persönlichen Leben sinnvoll? So kann die Ohnmacht *vor* dem Krebs in Form der Frage „Was kann ich selbst *gegen* den Krebs tun?“ verwandelt werden in die Haltung „Was kann ich *mit* dem Krebs alles noch tun?“

Die weibliche Brust

ein besonderes Organ und seine Krebsanfälligkeit

Die weibliche Brust ist ein vielseitiges, einmaliges und besonderes „Ausnahmeorgan".

Sie ist das Mutterorgan, das stillend den Säugling ernährt. Sie ist ein einmalig menschliches und urweibliches Organ. Sie ist ein erotisches Sexualorgan. Und sie ist krankheitsanfällig, insbesondere für Krebs.

Warum ist die Brust ein Ausnahmeorgan? Es beginnt schon damit, dass sie erst mit der Pubertät in Erscheinung tritt. Alle sonstigen Organe wie Herz, Leber und Lunge sind spätestens mit Ende der Schwangerschaft angelegt, ausgereift und funktionsfähig. Die Geschlechtsorgane und insbesondere die Brüste machen da eine Ausnahme. Die Gebärmutter, Eileiter und Eierstöcke sind zwar von Geburt an vorhanden, aber klein und weder ausgereift noch funktionsfähig. Die Brust ist nur minimalst angelegt. Aber es bleibt nicht dabei, dass die Geschlechtsorgane und die Brust erst „verspätet" ihre Funktion aufnehmen. Sie hören damit im Vergleich zu allen sonstigen Organen auch deutlich früher – mit den Wechseljahren – wieder auf. Sie haben also ihren eigenen zeitlichen „Lebenslauf".

Allein daraus kann man schon schließen, dass diese Organe für die einzelne Frau nicht überlebensnotwendig sind. Sie sind es aber für die Menschheit! Ohne Leber, Herz, oder Bauchspeicheldrüse kann niemand leben. Alle Organe sind für den individuellen Organismus lebenswichtig, mit Ausnahme der Geschlechtsorgane – diese sind es für die nächste Generation.

Wir können die Brust nur im Zusammenhang mit den anderen Geschlechtsorganen verstehen. Sie haben vieles gemeinsam, nicht nur den schon genannten eigenen Lebenszyklus. Auch durch ihre Aufgabe in der Fortpflanzung sind es erotische Sexualorgane. Sowohl die weiblichen Geschlechtsorgane wie auch die Brust leben in einem etwa 28 Tage-Rhythmus, der im weiblichen Menstruationszyklus erscheint. Jede Frau kennt die zyklischen Veränderungen der Brust: während der zweiten Zyklushälfte, also nach der Ovulation, nimmt insbesondere das Wachstum der Milchgänge zu, was oft zu einem (schmerzhaften) Spannungsgefühl in der Brust führen kann. Mit Eintreten der Monatsblutung verschwindet das wieder, das Wachstum der Milchgänge hört auf und das Milchganggewebe wird etwas zurückgebildet. Die Brust ist also auch ein Rhythmusorgan.

Die Brust und die Geschlechtsorgane wirken in mancherlei Hinsicht auch polar: Die Brust ist ungeschützt, im oberen Körperbereich angesiedelt und nach außen orientiert, während die Geschlechtsorgane gut verborgen und geschützt unten im Bauchraum liegen und eher nach innen gerichtet. Die Geschlechtsorgane können empfangen (wir sprechen ja auch von Empfängnis), die Brust kann stillend geben. In ihrer Aufgabe ergänzen sie sich: das neue Menschenkind, das während der Schwangerschaft dank der Geschlechtsorgane geschützt heranwächst und schließlich geboren wird, wird von der Brust durch die Muttermilch ernährt.

Die weibliche Brust des Menschen bildet im Vergleich mit den meisten Säugetieren eine Ausnahme. Sie befindet sich nämlich im oberen Bereich des Körpers und nicht etwa wie die Euter der Kuh oder wie die Zitzenreihe des Schweins oder der Katze im Bereich des Unterleibes. Was drückt sich darin aus, dass die weibliche Brust eben auf Brusthöhe ist? Die Brustorgane sind Herz und Lunge, beides rhythmische Organe, die verbindend (zwischen außen und innen, oder zwischen venösem und arteriellem Kreislauf) sowie ausgleichend wirken. Auch sind sie stark ins Seelische eingebunden. Wir alles wissen, wie seelische Regungen unmittelbar Herzschlag und Atemrhythmus beeinflussen. In diesen Bereich gehört die Brust, auch sie ist ein seelisch gefärbtes Organ, aber im Gegensatz zu Herz und Lunge liegt sie nicht geschützt und eingeschlossen im Brustkorb, sondern schutzlos und offen der Welt zugewandt.

Eine Folge dieser besonderen Lage der Brust liegt auch darin, dass Mutter und Kind sich beim Stillen in die Augen schauen können (was in der Tierwelt nicht vorkommt) und dass das Herz des Säuglings und das der Mutter sich ganz nah bei einander in ihren Rhythmen fast berühren. Stillen ist damit viel mehr als nur ein Akt der Ernährung, es ist eine seelische Begegnung.

Ein weiterer bedeutender Unterschied zu den Milchdrüsenorganen der Säugetiere liegt darin, dass diese erst dann und nur dann sichtbar sind und Gestalt annehmen, wenn tatsächlich gesäugt wird. Ist

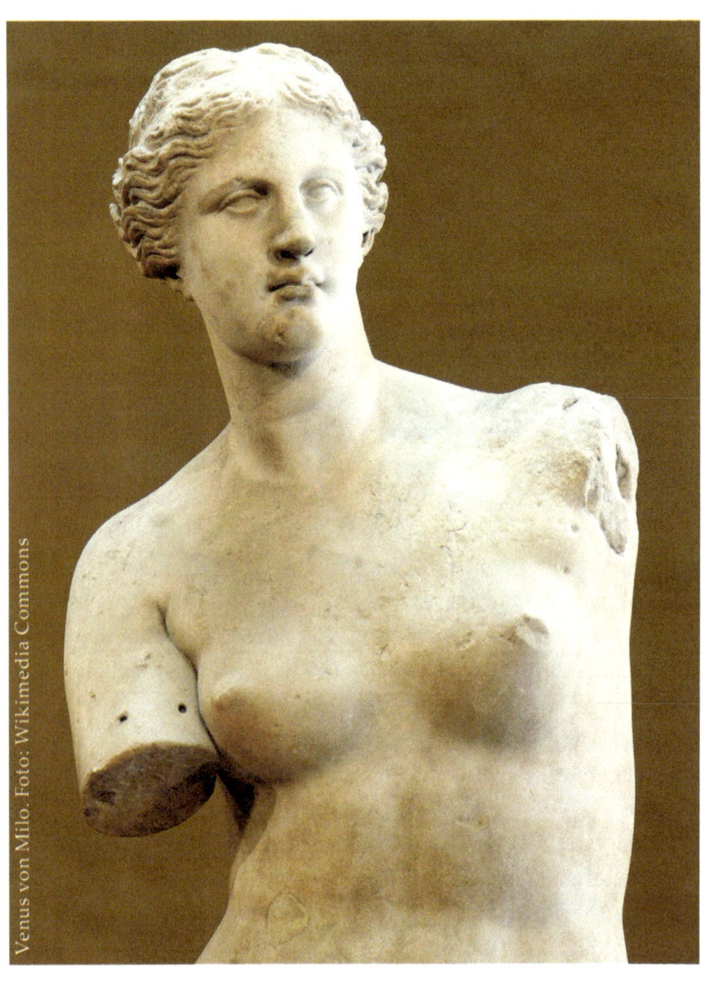

Venus von Milo. Foto: Wikimedia Commons

« Die Brust der Frau ist nicht nur Stillorgan, sie ist Ausdruck der Weiblichkeit, Bild für weibliche Schönheit und Anmut. »

die Zeit des Stillens vorbei, bildet sich das Drüsenorgan so weit zurück, dass es nicht oder kaum noch zu sehen ist. Anders bei der weiblichen Brust: sie bildet und behält ihre Gestalt, auch wenn nie oder erst viele Jahre später erstmalig gestillt wird. Beim Säugetier ist das Milchdrüsenorgan nur für die Milchernährung da. Die Brust der Frau ist nicht nur Stillorgan, sie ist wesentlich viel mehr, sie ist Ausdruck der Weiblichkeit, Bild für weibliche Schönheit und Anmut, sie wirkt prägend für die weibliche Gestalt.

Warum eigentlich wird der weiblichen Brust so viel Schönheit zugesprochen, von der menschlichen Frühzeit über die Antike bis heute? Die bildende und plastische Kunst, die Literatur, die Minnelieder, überall wird immer wieder die verhüllte oder unverhüllte Brust besungen, beschrieben, in Marmor gemeißelt oder gemalt. Es ist nicht nur die physische Form, es hat auch mit der seelischen Gestalt, mit Anmut, mit einem gewissen Stolz des Ungeschützten zu tun. Etwas innerlich Herznahes wird nach außen sichtbar gezeigt.

Eine weitere Besonderheit der Brust ist die sehr unterschiedliche Größe dieses Organs. Es gibt Menschen mit einer großen oder kleinen Nase, mit großen oder kleinen Händen, aber in diesen Fällen ist der quantitative Unterschied zwischen Groß und Klein nicht sehr ausgeprägt. Anders bei der Brust: Der Größenunterschied bei Frauen mit kleinen und großen Brüsten kann bis zum Zehnfachen gehen. Diese Spannbreite gibt es bei anderen Organen nicht.

Die Größe der Brust hat dabei wenig bis gar nichts mit der Fähigkeit zu stillen zu tun.

Gegen Ende der Schwangerschaft und während der Stillzeit nimmt das Drüsengewebe immer mehr Raum ein. Außerhalb dieser Zeit besteht die Brust hauptsächlich aus Fettgewebe. Durchzogen von Bindegewebeschichten und eher in der Mitte befindet sich das Drüsengewebe. Ihre typische Form bekommt die Brust von dem Fettgewebe. Fett ist der Plastiker des Körpers. Insbesondere die typische Gestalt des weiblichen Körpers ist dem plastischen Fett zu verdanken. Außerdem hat Fett einen besonderen Bezug zur Wärme, indem es isoliert und auch sehr viel Energie speichern kann.

Muttermilch – etwas ganz Besonderes

Die Muttermilch ist ein ganz besonderer Saft. Die Vorteile des Stillens sind unübertroffen. Die Milch hat immer die richtige Temperatur, sie ist immer frisch, sie wird (fast) immer in der richtigen Menge angeboten und passt ihre Zusammensetzung den Anforderungen und dem Alter des Säuglings an. Altersabhängig variiert das Verhältnis von Milchzucker und Milcheiweiß, auch der Gehalt an Vitaminen ändert sich im Laufe der Zeit. Hat das Kind einen Infekt, steigt direkt die Menge an immunaktiven Substanzen (Immunglobulinen). Und da die Muttermilch das erste ist, was der Säugling in seinen Magen und Darmtrakt aufnimmt, ist sie auch prägend für die notwendige Keimbesiedelung des Darmes (Mikrobiom). In der Muttermilch und natürlich auch auf der Brustwarze und dem Hof befinden sich viele verschiedene Bakterien, die für den Aufbau der kindlichen Darmflora essenziell wichtig sind. So passt alles zusammen. Gestillte Säuglinge sind im Kindesalter nachweislich weniger infektanfällig, bekommen später deutlich seltener Diabetes und Übergewicht. Auch die neurologische Entwicklung verläuft besser als bei ungestillten Kindern.

« Frauen, die länger als ein Jahr stillen haben ein deutlich geringeres Risiko an Brustkrebs zu erkranken im Vergleich zu Frauen, die keine Kinder bekommen. »

Dass die Muttermilch und auch das Stillen an sich („seelisches Stillen") für die Entwicklung und Gesundheit des Kindes so gut ist, dürfte sich inzwischen herumgesprochen haben. Dass das Stillen auch für die Mutter selbst gesund ist, wurde erst in den letzten Jahren statistisch belegt. Frauen, die länger als ein Jahr stillen (und das möglichst schon in den frühen Zwanzigern) haben ein deutlich geringeres Risiko an Brustkrebs zu erkranken im Vergleich zu Frauen, die keine Kinder bekommen und nicht stillen. Bei Frauen, die zwei oder mehr Kinder länger stillen, sinkt das Krebsrisiko weiter. Je mehr das Drüsengewebe seine Aufgabe erfüllen kann, umso geringer das Krebsrisiko.

Die weibliche Brust – warum so anfällig für Krebs?

Ungefähr 30 Prozent aller Krebserkrankungen bei Frauen betreffen die Brust. Dabei gibt es so viele andere Organe im Körper. Warum ist fast jeder dritter Krebs ein Brustkrebs?

Die Brust ist, wie bereits dargestellt, ein nach außen orientiertes Organ, im Gegensatz etwa zu einem anderen Brustorgan, nämlich zum Herzen. Das Herz liegt „im Herzen" des Körpers, fast mittig, es fühlt sich an wie das zentrale Organ, um das sich alles dreht. Auch funktionell steht es in engster Verbindung mit den umliegenden Organen, insbesondere der Lunge. Das Herz ist das innerlichste Organ des Körpers. Im Gegensatz zu der Brust bekommt das Herz fast nie Krebs.

Auch wenn sich die Lunge ebenfalls in der Brustregion befindet, geschützt durch den Brustkorb, ist es trotzdem ein Organ mit sehr direktem Kontakt zur Außenwelt. Es liegt zwar innen, ist aber mit seiner Funktion auf die Außenwelt ausgerichtet. Gleiches gilt für den Darm. Auch er ist dauernd Außenwelteinflüssen ausgesetzt. Nach der Brust folgen Darm und Lunge in Bezug auf die Krebshäufigkeit bei Frauen. Es sind oft die Organe, die nach außen orientiert sind oder viel Weltkontakt haben, so wie übrigens auch die Haut, die empfänglicher sind für Krebs.

In ihrer Stillfunktion dient die Brust nicht dem eigenen Organismus, sondern der „Nachwelt". Sie ist wenig eingebunden in den Gesamtorganismus, was für die anderen Geschlechtsorgane ebenfalls gilt.

Auch diese sind nicht für die Versorgung und das Überleben des eigenen Organismus notwendig, und auch diese haben ein auffällig hohes Krebsrisiko. Bei der Frau entstehen in den Geschlechtsorganen inklusiv der Brust 44 Prozent aller Krebserkrankungen. Bei Männern sind es 31 Prozent.

Alle „normalen" Organe arbeiten eng miteinander zusammen. Die Aufgabe des Herzens ergibt nur einen Sinn, weil es über das Blut- und Gefäßsystem in enger Verbindung mit allen anderen Organen steht, insbesondere gilt dies natürlich für die Lunge als Nachbarorgan. So geben die Organe sich gegenseitig einen Sinn und ihre Daseinsberechtigung, sie sind alle aufeinander angewiesen. Die Nieren, die Leber, das Gehirn, die Bauchspeicheldrüse, Lungen und Herz, alle Organe sind eingebettet in das, was sie gemeinsam ausmacht, nämlich den ganzen Organismus. Jedes Organ für sich ist einseitig, auf eine ganz bestimmte Funktion spezialisiert, aber erreicht in der Zusammenarbeit mit den anderen Organen seine Erfüllung. So stärken und schützen sie einander. Ganz anders ist die Situation bei den Geschlechtsorganen. Diese stehen nicht in so enger Verbindung mit anderen Organen. Ihre Einseitigkeit geht auch nicht in der Zusammenarbeit mit anderen auf und sie haben keinen organübergreifenden Sinn. Die männlichen Geschlechtsorgane dienen nicht notwendigerweise dem Dasein oder der Vitalität des ganzen männlichen Organismus wie Herz oder Nieren. Ebenso wenig tun das die weiblichen Geschlechtsorgane inklusive der Brust für den Körper der Frau. Der Bau und die Funktion der männlichen und weiblichen Geschlechtsorgane ergeben aber einen Sinn und sind eigentlich nur zu verstehen in deren Zusammenarbeit, die den einzelnen Organismus übersteigt und auf einen anderen Organismus hin orientiert ist. Das Organ, das in seiner Aufgabe die Einseitigkeit der weiblichen Geschlechtsorgane ergänzt und es einbettet in einen organübergreifenden Sinn, dieses Organ befindet sich in einem anderen Körper. Die Geschlechtsorgane sind tatsächlich die einsamsten und damit nacktesten Organe des Körpers. Das Organ, das sie im Sinne eines Organismus vollständig macht und ihnen eine Daseinsberechtigung gibt, ist im eigenen Körper nicht vorhanden. Nur in der sexuellen Vereinigung wird dieser Zustand erreicht.

Die Erfüllung der weiblichen Geschlechtsorgane liegt natürlich nicht nur in der Sexualität, sondern auch in der Schwangerschaft, nur so ist die Existenz der Gebärmutter nachvollziehbar. Und darüber hinaus ist es selbstverständlich, dass sich Geschlechtlichkeit in Zeiten von sexuellen Befreiung und Genderkultur nicht auf die Fortpflanzungsorgane und ebenso wenig auf heterosexuelle Beziehungen beschränken muss.

« Die Brust ist ein urweibliches und einmaliges Organ, das seine Besonderheit und Exponiertheit leider mit einem erhöhten Krebs-Risiko zahlen muss. »

In ähnlichem Sinne wie die Vereinigung bei den Geschlechtsorganen findet die weibliche Brust im Stillen eines Neugeborenen ihre Erfüllung. Auch die Brust ist ein nach außen exponiertes, einsames und nacktes Organ, das nicht im funktionellen Dialog mit anderen Organen des Körpers steht, wie das zum Beispiel bei

Herz und Lunge der Fall ist. Wie oben schon erwähnt, verringert (langes) Stillen nachweislich das Risiko, Brustkrebs zu bekommen.

So ist es nachvollziehbar, dass das Krebsrisiko höher liegt bei Organen, die der Außenwelt zugewandt sind, die weniger geschützt sind und die „einsamer und nackter“ sind als die Organe, die eingebunden und geschützt ihre Arbeit tun.

Zusammengefasst: Die Brust ist ein urweibliches und einmaliges Organ, das seine Besonderheit und Exponiertheit leider mit einem erhöhten Krebs-Risiko zahlen muss.

Mit Willenskraft den Krebs besiegen?

Grenzen der Psychosomatik

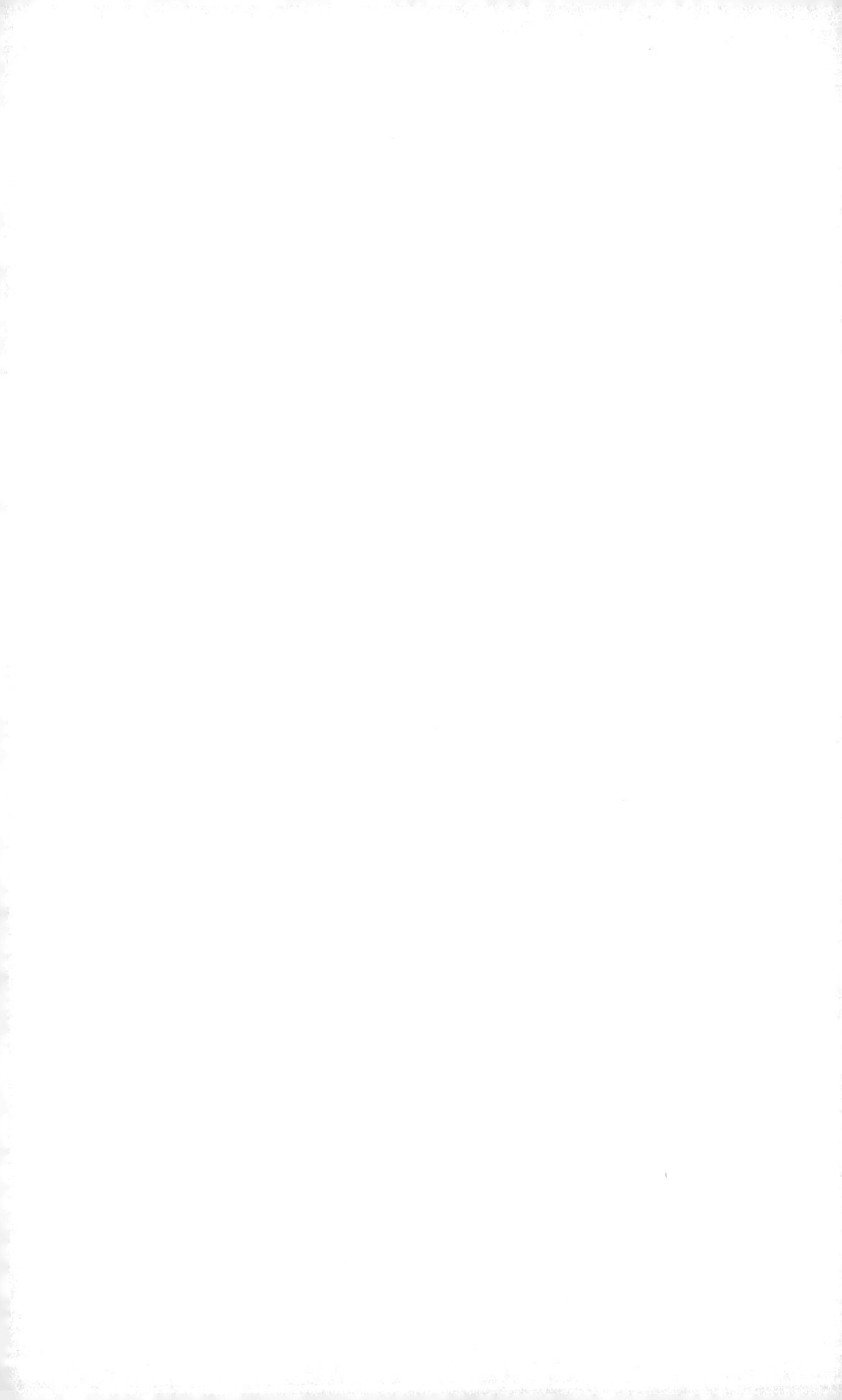

„Was kann ich selbst gegen den Krebs tun?" – Diese Frage stellen sich heute viele an Krebs erkrankte Menschen. Das ist erfreulich und hilfreich. Antworten auf diese Frage sind in vielen Büchern und auf Webseiten (beispielsweise auf der Seite der *Biologischen Krebsabwehr www.biokrebs.de)* zu finden, teils vielversprechend, teils auch widersprüchlich. Eine ausführliche und eindrucksvoll-ehrliche Beschreibung eines psychoonkologischen Pioniers aus den 1970er-Jahren ist das Buch von Irvin Yalom *Die Reise mit Paula.* Darin beschreibt der Autor seine Arbeit mit einer Frau die eine fortgeschrittene Krebserkrankung hat. Inzwischen gibt es immer mehr Bücher zu dem Komplex. Thematisch reichen die Angebote von Ernährungsmedizin über Meditation und Visualisierung bis hin zu Achtsamkeitsübungen. Eine positive Folge solcher Literatur ist allein schon die Anregung für Patienten, sich auf den Weg zu machen und sich eigenständiger der medizinischen Wissenschaft gegenüberstellen zu können.

Aber es gibt auch Kritik an einer so verstandenen Psychoonkologie. Die bekannte US-amerikanische Schriftstellerin Susan Sontag beispielsweise schrieb kurz nach der Behandlung ihrer eigenen Krebserkrankung 1977 in ihrem Buch *Krankheit als Metapher*: „Theorien darüber, dass die Krankheit durch Geisteszustände verursacht und durch Willenskraft geheilt werden könne, sind stets ein Indiz dafür, in welchem Maße man sich über das physische Terrain einer Krankheit im Unklaren ist." Sie beschreibt, was passiert, wenn eine Krankheit wie Krebs als Metapher verstanden wird, die für dies oder jenes stehen soll. Hier liegt für Susan Sontag eine Flucht in Deutungen, die der konkreten Behandlung des Krebses sogar im Wege stehen könnte.

Wie Krebs sich tarnt

Die Frage „Was kann ich selbst gegen den Krebs tun?“ hängt eng mit der nach den möglichen Ursachen zusammen: „Warum habe gerade ich Krebs bekommen, was ist in meinem Leben passiert, wie habe ich gelebt, was habe ich vielleicht falsch gemacht, dass mir dies nun passieren musste?“ Oder auch: „Wofür steht dieser Krebs bei mir? Warum eine Wucherung, ein autonom wachsender und destruktiver Tumor gerade in der linken Brust, (oder im Darm oder in der Lunge), was hat das mit mir zu tun?“ Wer eine Ursache seiner Erkrankung im Seelischen vermutet, hofft damit auch einen Schlüssel für seine Heilung zu finden. So wird in der psycho-onkologischen Fachliteratur beschrieben, dass Faktoren wie unverarbeitete Konflikte oder frühe Traumata, Ängste oder Depressionen, Verlusterfahrungen und Trauerreaktionen, chronischer Stress, unterdrückte Emotionen oder Aufopferung nur für andere einen fördernden Einfluss auf die Krebsentstehung zu haben scheinen.

Wer derart nach einer Ursache auf emotionaler, seelisch-geistiger oder biographischer Ebene sucht (eine solche Suche kann sowohl vom Therapeuten angeregt werden wie vom Patienten selbst ausgehen), kann allerdings auch schnell in die Nähe moralischer Kategorien wie Schuld und Strafe geraten oder für illusionäre Heilsversprechen anfällig werden.

Wir haben bereits weiter oben gesehen, wie das Eigenartige einer Krebserkrankung darin liegt, dass Betroffene schon viele Jahre Krebs in sich haben können, ohne davon etwas zu bemerken und ohne sich krank oder geschwächt zu fühlen. Krebs macht also bis zu einem kritischen Stadium seiner Entwicklung nicht „krank" im Sinne von Symptomen wie Schmerz, Fieber, Erschöpfung, merkbaren Funktionsverlusten oder Organstörungen oder von psychischen oder emotionalen Beeinträchtigungen. Dass ein Krebswachstum über viele Jahre ohne Krankheitssymptome überhaupt möglich ist, hat mit der besonderen Fähigkeit der Krebszellen zu tun, sich für das Immunsystem zu verbergen, ja sich geradezu tarnen zu können. Jüngeren tumorimmunologischen Forschungen zufolge können sich Krebszellen so entwickeln, dass sie letztendlich ein immunosuppressives Milieu um sich herum entstehen lassen, so dass sie vom Immunsystem nicht klar als fremd erkannt werden und das Immunsystem folglich nicht gegen sie vorgeht. So kann der heranwachsende Krebs lange unbemerkt bleiben. Und obwohl sich auf diese Weise Krebswachstum in Nischen einnisten kann, ist dies nicht als Folge einer generellen Immunschwäche einzuschätzen. Der sich (noch) gesund fühlende, aber nicht um seine Erkrankung wissende Träger oder die Trägerin eines Krebses leidet nicht unter einer erhöhten Infektanfälligkeit, er oder sie hat kein geschwächtes oder verändertes Immunsystem.

« Es ist schwer nachvollziehbar, warum psychische Faktoren über eine Schwächung des Immunsystems Krebs fördern sollten. »

Dass ein emotionales Ungleichgewicht oder andere psychisch belastende Umstände (ausgelöst durch Traumata, Angststörungen und ähnliches) das Immunsystem schwächen, ist heute vielfach belegt. Aber spielt das eine Rolle bei der Krebsentstehung? Da Krebszellen aufgrund ihrer Tarnfähigkeit vom Immunsystem (vorerst) gar nicht als fremd oder krank erkannt werden, vermehren und verbreiten sie sich unabhängig vom Immunsystem (sie bewegen sich sozusagen unterhalb des Radarfeldes). Deshalb gilt: Es ist schwer nachvollziehbar, warum solche psychischen Faktoren über eine Schwächung des Immunsystem Krebs fördern sollten. Aus dem gleichen Grund ist es unwahrscheinlich, dass PatientInnen (inzwischen wissend oder an Symptomen leidend) selbst etwa durch gesundheitsförderndes Denken, Meditation oder Visualisierung ihr Immunsystem so aktivieren könnten, dass es effektiver den Krebs bekämpfen kann.

Die Tatsache der Tarnfähigkeit der Krebserkrankung widerspricht der Möglichkeit, dass unterdrückte Emotionen, Traumata, Angststörungen und ähnliches die Entstehung und auch das Fortschreiten von Krebs fördern würden. Autonomes Wachstum von Krebs heißt, dass dieses Wachstum weitgehend unbeeinflussbar für hemmende oder fördernde Umstände verläuft. Der Krebs folgt primär seinem eigenen Wachstums- und Streuungsimpuls und fügt sich nicht in einen Gesamtzusammenhang ein.

Zwischen destruktiver Autonomie und verführerischer Allmacht

Viele physiologische und auch krankhafte Prozesse im Körper zeugen von psychosomatischen Interaktionen und damit von einem funktionellen Zusammenhang von Körper, Seele und Geist. Aber der Krebs scheint hier (teilweise?) eine Ausnahme zu sein. Er neigt dazu, sich körperlich so zu verselbstständigen, dass er dadurch immer weniger für Einflüsse des Seelisch-Geistigen erreichbar wird. So droht er aus der funktionellen Körper-Seele-Geist-Einheit herauszufallen und für diese Einheit „aus dem Abseits" heraus fatal zu werden. Rudolf Steiner hat in seiner Anthroposophie zwei grundlegende Formen unterschieden, in denen eine Abirrung von der Mitte möglich ist und diese nach historischen geistigen Gestalten benannt: „Ahriman" steht dabei für eine Abirrung ins Verfestigende, „Luzifer" für eine Abirrung ins Auflösende hinein. Aus dem Verständnis der Anthroposophischen Medizin heraus kann deshalb die beschriebene Tendenz der physischen Verselbständigung der Krebszellen und die destruktive Loslösung aus dem Zusammenhang auch als „ahrimanisch" charakterisiert werden.

Die Vorstellung, durch eigene seelisch-geistige Tätigkeit fähig zu werden, den Krebs eigenmächtig zu besiegen nach der Devise: „Wenn ich nur gut genug visualisiere, meditiere, positiv gesund werden will, dann wird mir eine Heilung auch ohne Chemie oder Strahlen gelingen", kann sehr verführerisch wirken. Dies kann man in der anthroposophischen Terminologie einen luziferisch-irreführenden Einfluss nennen. Er wird die Betroffenen unter Umständen sogar davon abhalten, gewisse Therapien zu machen.

So bleibt die Schlüsselfrage, wie die betroffenen PatientInnen mit ihrer Situation umgehen werden. Fast immer trifft uns die Diagnose völlig unvorbereitet und unser Grundvertrauen in den eigenen Körper wird tief verunsichert. Der autonom wachsende, metastasierende und lebensvernichtende Krebs kann das Lebensgefühl und die psychische Verfassung der PatientInnen so treffen, dass Verzweiflung, Depression oder Resignation sich breit machen. Oder aber die Betroffenen wollen mit Vehemenz alles tun, um den Krebs zu besiegen und widmen ihr ganzes Leben dem Kampf und den vielen Therapien gegen Krebs.

Dazwischen liegt der Mittelweg der Besinnung auf das Leben. Ziel sind dabei weder die Suche nach krebsverursachenden Traumata noch Spekulationen über ein angenommenes karmisches Geschehen in einem früheren Leben noch das Ziel, den Krebs willentlich zu besiegen. Es geht vielmehr um eine wahre Besinnung auf die Essenz des eigenen Lebens, auch in Zusammenhang mit nahestehenden Mitmenschen.

« Es geht um eine wahre Besinnung auf die Essenz des eigenen Lebens.. »

Bildhaft gesprochen kann so die Suche nach einer wahrhaftigen, lebensbejahenden Mitte gelingen – zwischen dem Griff einer verfestigenden, falschen Autonomisierung auf der einen und verführerischen, allmächtigen Heilsversprechungen auf der anderen Seite. Es kann ein Weg sein, Leuchtekraft und Schweremacht auseinanderzuhalten und einen eigenen inneren Freiraum zu schaffen.

Der Preis der Evolution

Krebs als Entwicklungs-Erkrankung

Wir Menschen tragen eine besonders geartete genetische Ausstattung in uns, die uns entwicklungsfähig macht. Die Schattenseite dieser Fähigkeit ist, dass anstelle einer Entwicklung die „Entartung" zum Tumor eintreten kann. Wie ist das zu verstehen?

In unserem Leben spielt Entwicklung eine große Rolle. Wir wollen nicht immer so bleiben wie wir jetzt sind, sondern dazulernen, weiterkommen, uns verändern, uns entwickeln. Weil jeder Mensch sich in einer etwas anderen Richtung entwickelt, entsteht so fruchtbare Diversität.

Auch das organische Leben auf unserer Erde hat sich entwickelt, über Millionen Jahre hinweg. Darwin zeigte als einer der ersten systematisch auf, dass das Leben auf der Erde nicht immer so aussah wie heute, sondern dass es sich entwickelt hat. Die Entwicklung des Lebens wurde nicht nur vorangetrieben durch sich verändernde klimatische Umstände, sondern auch durch dauerhaft verankerte Änderungen (Mutationen) im Erbgut, also im Genom der Lebewesen. Manchmal führen Gen-Veränderungen in den Keim- oder Geschlechtszellen zu vererbbaren Eigenschaften. Dann kann eine Variation entstehen, die besser an die Umgebung angepasst ist oder andere Überlebensvorteile hat. Artenvielfalt und Weiterentwicklung der Lebensformen sind die Folge.

Solche Entwicklung und Anpassung von Pflanzen oder Tierarten dauert allerdings Tausende von Jahren. Dabei gibt es Pflanzen und Tiere, die relativ häufig Mutationen im vererbbaren Genom zulassen. Diese Arten passen sich leicht an und entwickeln sich, flexibel und offen für Neues. Andere sind dagegen genetisch so ausgestattet, dass es nur sehr selten Mutationen gibt. Sie verändern sich über viele Generationen kaum. Solche formbewahrenden Arten behalten ihre Eigenheiten, auch wenn die Umgebung sich verändert, sie passen sich nicht an und erhalten ihre Eigenart. Im übertragenen Sinne könnte man sagen: Sie bleiben sich treu. Das Widerstreben, sich an eine sich verändernde Umwelt anzupassen, kann aber zur Folge haben, dass eine Art etwa im Falle einer starken Klimaveränderung ausstirbt, oder nur noch an wenigen Orten überleben kann. So kommt beispielsweise der Axolotl, eine Art Schwanzlurch, nur noch in einigen Seen in Mexico natürlich vor.

Solche der Entwicklung offensichtlich „widerstrebenden" Tiere, zu denen der Axolotl und einige wenige andere Tierarten wie die Lungenfische gehören, haben eines gemeinsam: Ihr Genom, der gesamte genetische Inhalt ihrer Zellkerne, ist außergewöhnlich groß. Lebewesen mit einem großen Genom zeigen im Allgemeinen einen Widerwillen gegen Veränderungen ihres Organismus'. Dies kann sich darin äußern, dass sie eine zurückgebliebene „fossile" Erscheinungsform haben, oder sie vollziehen während ihres Daseins keine Metamorphose, die sonst bei solchen Gattungen auftreten. Oft sind sie in ihrer Erscheinungsform äußerst einförmig.

Unter den Pflanzen gehört die in Europa heimische weißbeerige Mistel zu den Lebewesen mit einem besonders großen und ebenfalls der Veränderung widerstrebenden Genom. Man sieht es an ihren immer wieder gleichen Blattgestalten oder an der stark reduzierten Struktur der Blüten – eine schier ewige Wiederholung des Gleichen. Die Mistelpflanze zeugt von alten Zeiten, sie ist formbewahrend und damit exemplarisch für ein Lebewesen, das in sich ruht und seiner alten Form die Treue hält.

Außer genetischen Veränderungen in den Keimzellen, die für die Evolution der Art ausschlaggebend sind, können allerdings auch genetische Veränderungen in den Zellen der Organe (in den sogenannten somatischen Zellen) auftreten. Diese „Störungen" in den Kernen von Körperzellen kommen eigentlich viel öfter vor als vererbbare Mutationen in den Keimzellen. Die genetischen Veränderungen der Zellen unserer Organe sind für die Vererbung und die Evolution nicht direkt entscheidend, sie können aber das gesunde Funktionieren eines Lebewesens beeinflussen und zu einer krankhaften Entwicklung eines Organs führen. Die heutige Medizin hat sich ganz besonders auf die Erforschung solcher genetischen Änderungen ausgerichtet, insbesondere zum besseren Verständnis der Krebserkrankung. Unzählige Mutationen, die beim Karzinom eine Rolle spielen – einige wenige in den Keimzellen und sehr viele in den somatischen Zellen – sind inzwischen identifiziert worden. Dies ist enorm wichtig für die Diagnose und die Wahl der Therapie, die der individuellen Situation eines Patienten so besser angepasst werden kann.

Unsere menschliche Anfälligkeit für Krebs

Wie sieht es bei uns Menschen aus? In unseren Keimzellen können abweichende, mutierte Gene auftreten; bekannt ist dies von den Brustkrebsgenen BRCA 1 und 2. Es sind Tumorsuppressor-Gene, die mutiert sind und zum Beispiel von Mutter zu Tochter weitergegeben werden können. Aber unsere Körperzellen, die somatischen Zellen also, sind noch viel anfälliger für genetische Veränderungen. Man nimmt an, dass täglich mehrere tausend Mutationen in unseren Körperzellen stattfinden. Manche werden durch DNA-Reparaturmechanismen der Zelle erkannt und direkt behoben. In anderen Fällen kann aber die Zelle durch die Folge der Mutation so beeinträchtigt werden, dass sie abstirbt oder von Immunzellen beseitigt wird.

Dazu gibt es auch Mutationen, die weder erkannt und behoben werden noch zum Zelltod führen, sondern stattdessen zum schnellen und undifferenzierten Wachstum (Zellteilung mit der Weitergabe der Genveränderung). Genau auf diese Weise entsteht im Allgemeinen eine Krebsgeschwulst. Ist einmal eine Krebszelle entstanden, werden ihre Tochterzellen im Laufe der Zeit in genetischer Hinsicht immer instabiler und es treten immer mehr neue Mutationen auf. Dass wir an Krebs erkranken können, ist also die Folge davon, dass in Zellen bestimmter Organe wie Brust, Lunge oder Darm die Genstruk-

« Ist einmal eine Krebszelle entstanden, werden ihre Tochterzellen im Laufe der Zeit in genetischer Hinsicht immer instabiler und es treten immer mehr neue Mutationen auf... »

turen entgleisen, und diese „Entartung“ vom Körper weder erkannt noch unschädlich gemacht wird. Wenn wir, wie der Axolotl, ein sehr stabiles großes Genom hätten, das in der Lage wäre, sämtliche Mutationen zu reparieren oder zu verhindern, dann wären wir auf genetischer Ebene besser gewappnet und könnten der Anfälligkeit für solche Störungen in unserer genetischen Veranlagung vorbeugen. Aber könnten wir dann noch entwicklungsfähige Menschen sein? Wohl kaum. Denn ein großes Genom haben bedeutet auch: sehr schwerfällig zu sein, nur langsame Bewegungen ausführen zu können, langsam zu verdauen, träge zu reagieren und ein dumpfes Bewusstsein zu haben. Diese Eigenschaften sind nämlich die „Schattenseiten“ von Tieren mit einem solch herausragend großen Genom. Und vor allem könnten wir uns dann auch nicht so entwickeln, wie es zu unserem Wesen passt.

Die Tatsache, dass die Menschheit sehr wohl veranlagt ist zu Evolution, zu Entwicklung und Anpassung, hat den Preis einer Anfälligkeit für Krankheiten, die mit genetischen Veränderungen einhergehen. Und da öffnet sich das Einfallstor der Tumorerkrankung, die in den letzten Jahrzehnten immer mehr erkannt worden ist als ein pathologischer Prozess, der sich durch genetische Veränderungen auszeichnet. Je mehr die Krebserkrankung fortschreitet, desto mehr Mutationen können auftreten, desto labiler wird die genetische Konfiguration eines Gewebes und desto schwieriger wird die Behandlung.

Wie entgegengesetzt sind in dieser Hinsicht also die Bildung der Mistelpflanze und der Tumorbildungsprozess im Menschen! Die Mistel ist eine Pflanze, die

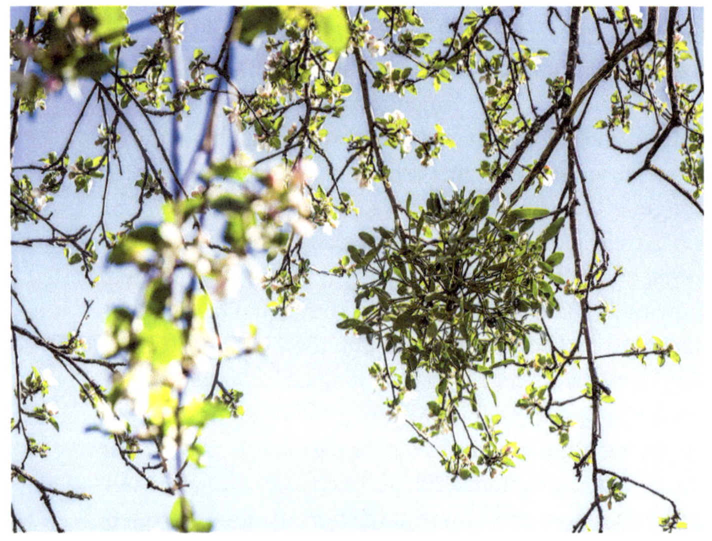

« Die Mistel kann therapeutisch dabei hilfreich sein, dem pathologischen Zuviel an Mutationswillkür der Tumorerkrankung entgegenzuwirken. »

über lange Zeiten und unter verschiedenen Umständen an ihrer Gestalt festhält. Ihre Zellen haben einen sehr großen Kern, der ihr dieses „konservieren" ermöglicht. Dagegen verliert ein Tumorgewebe sich geradezu in chaotischen Veränderungen und Mutationen, in ein „Genom-Chaos", das schnelle und verheerende Gewebeveränderungen zur Folge hat. Das legt den Gedanken nahe, dass die Mistel therapeutisch hilfreich sein kann, um dem pathologischen Zuviel an Mutationswillkür der Tumorerkrankung entgegenzuwirken.

Zufälliges Chaos und sinnvolle Entwicklung

Kehren wir noch einmal zum Anfang unserer Überlegungen zurück: den Bedingungen von Evolution und Entwicklung. Gibt es einen Unterschied zwischen zufälliger Veränderung einerseits und gezielter Entwicklung andererseits, insofern beides mit einer Änderung des genetischen Materials im Zellkern einhergeht? Denkbar ist folgende Formulierung: Entwicklung ist eine Veränderung, die Sinn ergibt als Weiterentwicklung unter der Führung einer bestimmten Idee oder gar eines Ziels. Eine solche Entwicklung wird angeregt, angezogen oder geführt von einer Idee, aber ermöglicht von einer Vielfalt potenzieller stofflicher Veränderungen. Die Entwicklung gibt der Vielfalt an Mutationsmöglichkeiten Richtung und Struktur.

Als Arzt in der Begegnung mit krebskranken Menschen höre ich immer wieder Aussagen wie: „Seit der Krebserkrankung habe ich Wesentliches in meinem Leben geändert, habe ich essenzielle Entwicklungsschritte gemacht, die für mich bedeutender sind als die Frage, wie lange ich noch leben werde. Ohne diese Krankheit hätte ich das – vielleicht – nicht so geschafft und so gesehen bin ich der Krankheit dafür dankbar."

Nach der Diagnosestellung „Krebs" folgt in der Regel recht schnell ein Therapiekonzept, oft mit Chemotherapie, Operation, Bestrahlung. Im Schock der Diagnose, aus Angst vor dem Fortschreiten der Krankheit und aus Respekt vor der medizinischen Wissenschaft oder deren ärztlichen Vertretern werden diese Thera-

« Die bewusste Auseinandersetzung mit diesem Schicksalsschlag kann dazu führen, die Initiative zu einem selbstgeführten biographischen Entwicklungsschritt zu übernehmen. »

pie-Empfehlungen meist nicht in Frage gestellt oder zumindest in Ruhe überdacht, sondern direkt befolgt. Es gibt aber auch PatientInnen, die sich die Zeit für eine zweite Meinung nehmen oder sich fragen, was dieser „Schuss vor den Bug" in ihrem Leben zu bedeuten hat und sich dann aus eigener Überlegung und Kraft für oder gegen diese oder jene Therapie entscheiden. Das sind dann auch diejenigen, die wesentlich häufiger zu der oben zitierten Aussage kommen. Auch sind es die PatientInnen, die sich oft mit Begeisterung für eine ergänzende Misteltherapie entscheiden. Die bewusste Auseinandersetzung mit diesem Schicksalsschlag kann dazu führen, die Initiative zu einem selbstgeführten biographischen Entwicklungsschritt zu übernehmen.

So gibt es drei Felder, die etwas miteinander zu tun haben können: erstens ist es die Krebserkrankung als entartete und vernichtende Veränderung der genetischen Grundlage; zweitens die Beständigkeit der Mistelpflanze, die ihre Gestaltstruktur schützt und diese Eigenschaft therapeutisch als Gegengewicht zur Tumorerkrankung zur Verfügung stellen kann; und drittens der Mensch, der herausgefordert wird, die Mitte zu finden zwischen der Geneigtheit zur Entwicklung in die Zukunft hinein auf der einen und dem Vermögen zur Treue gegenüber Vergangenem und zur Ruhe in sich selbst auf der anderen Seite.

Von der Sprache der Mistel

In den vorangehenden Kapiteln war schon viel über die Mistel die Rede. Hier soll die Gesamtheit dieser Heilpflanze und das, was sie aussprechen möchte, noch einmal in den Mittelpunkt gerückt werden.

Wer kennt die Mistel nicht? Von den Weihnachtsmärkten im Winter, von dem Zaubertrank aus den Asterix-Comics oder von den winterlichen Spaziergängen oder Zugfahrten, wenn die Bäume ihr Laub verloren haben und die immergrünen Mistelkugeln mit ihren weißen Beeren oben in den Kronen der kahlen Bäume wie „merkwürdige Nester" besonders auffallen.

Botanisch handelt es sich bei der Mistel (Viscum album) um eine wintergrüne Pflanze, die nur auf Holzgewächsen, also auf Laubbäumen, Kiefern oder Tannen wächst. Sie kann einen Durchmesser bis zu einem Meter erreichen und ist über weite Teile Europas verbreitet, findet aber ihre nördliche Grenze in Südskandinavien.

Es gibt „männliche" und „weibliche" Pflanzen, sie ist also, wie es botanisch heißt, zweihäusig. Sowohl die weiblichen wie auch die männlichen Blüten sind etwas gelblich, aber recht unscheinbar und klein, dafür springen die weißen Beerenfrüchte (der weiblichen Pflanze) deutlicher ins Auge.

Was will diese uralte Heilpflanze uns sagen? Welche Sprache benutzt sie? Wie können wir zuhörend lernen, sie und ihren Heilimpuls zu verstehen?

Langsames Wachstum

Die Mistel ist ein Halbparasit, der auf Bäumen wächst, meist hoch oben in der Baumkrone. Sie berührt die Erde nicht. Anstelle der Wurzeln hat sie einen Senker, damit arbeitet sie sich in die Rinde des Baums bis zum Kambium des Astes oder Stammes hinein und verbindet sich dort mit den Wasserleitgefäßen. So kann sie mithilfe des Senkers Wasser und darin gelöste Nährstoffe vom Baum aufnehmen. Sie ist aber nur ein Halb-Parasit,

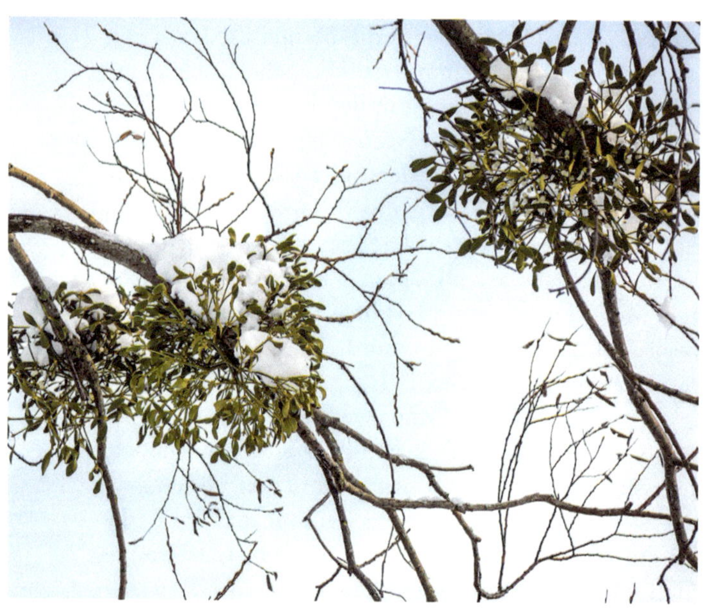

« In ihrem Wachstum zeigt die Mistel eine langsame, bedächtige Art der Kontinuität. »

denn in den immergrünen Blättern und Stängeln findet eine eigene Fotosynthese statt, sie sorgt also selbst für ihren eigenen Energie- und Substanzaufbau. So braucht sie zwar den Baum und seine Vitalität, aber sie schadet ihm nicht, da sie auch ihre eigenen Energie-Quellen entfaltet.

Aber bevor es soweit ist, muss sie erst keimen – und dafür braucht es Zeit. Es kann bis zu zwei Jahren dauern, bis ein Mistelsamen keimt und die Keimblättchen sich zum weiteren Wachstum aufrichten. Im Laufe der folgenden Jahre bilden sich weitere Stängelchen aus. Die neuen Sprossen werden jeweils abgeschlossen durch einen Blütentrieb, das weitere vegetative Wachstum im nächsten Jahr erfolgt durch Seitentriebe. Aber nicht nur für die Bildung der Blatt- und Blütentriebe nimmt sich die Mistel Zeit. Die Blüten werden zwar schon im April und Mai an den neuen Trieben sichtbar, aber sie öffnen sich erst im folgenden Jahr. Die Reifung der Beeren dauert ebenfalls relativ lange, von der Blütezeit im frühen Frühjahr bis zum späten Herbst oder Winter.

In ihrem Wachstum zeigt die Mistel also insgesamt keine sprießend-sprossende Impulsivität, sondern eine langsame, bedächtige Art der Kontinuität.

Zurückhaltung in der Formentwicklung

Während die meisten Pflanzen und Bäume Unterschiede zwischen Keim- und Laubblättern, aber auch innerhalb der Laubblätter eines Individuums zeigen, sehen alle Mistelblätter eigentlich immer aus wie große Keimblätter und bleiben von der Gestalt her gleich, nur an Größe nehmen sie zu. Es findet also keine Formentwicklung im Blattbereich statt. Das Wachstum geht zwar mit einer räumlichen Zunahme, aber nicht mit einer Veränderung oder Entwicklung der Form einher. Nach anderthalb bis zwei Jahren fallen die Blätter ab – bei Nadelbaummisteln können die Blätter sogar länger am Busch bleiben, ohne sich vorher zu verfärben.

Die Geste geringer Differenzierung der Form zeigt sich auch in den Blüten. Normalerweise sind bei einer pflanzlichen Blüte Kelch, Krone, Staubgefäße und Griffel mit Fruchtknoten deutlich voneinander zu unterscheiden. Solche differenzierten Formen gibt es bei der Mistel nicht. Es gibt nur vier Blütenblätter, die zugleich Kelch und Krone sind, auf diesen Blättchen kommen bei der männlichen Mistel Pollensäcke vor, es gibt keine separaten Staubgefäße. Auch der Stempel der weiblichen Blüte ist äußerst reduziert, im Fruchtknoten gibt es keine eigentliche Samenanlage.

So sind die Laubblätter einförmig und monoton in der Form: „Es bleibt alles beim Alten, keine Experimente mit neuen Formen“, ließe sich eine ihrer Gesten in Worte fassen. Auch die Blüten haben eine deutliche Tendenz zur Vereinfachung oder gar Vernachlässigung der äußeren Form – wie ein Bohemien in den besten Kreisen.

Die Beziehung zum Licht

Die Mistel hat eine kugelige Gestalt. Während die meisten Pflanzen sich in der Erde verwurzeln und sich zugleich zur Sonne und zum Himmel strecken, richtet die Mistel ihre Gestalt nicht nach diesen üblichen Raumverhältnissen aus. Da, wo sie am Baum haftet, ist gewissermaßen ihr Mittelpunkt, „ihre Erde", und von da wächst sie in alle Richtungen. Ihre runde Gestalt wird auch durch die undifferenzierte Gewebestruktur der Laubblätter ermöglicht: Zellen, die mit Hilfe von Licht assimilieren können, gibt es sowohl auf der Unterseite als auch auf der Oberseite der Laubblätter. Dank dieser Eigenschaft zeigen die Laubblätter oft eine im Raum elegant gewundene Form, weil es egal ist, welche Blattseite dem Licht exponiert ist.

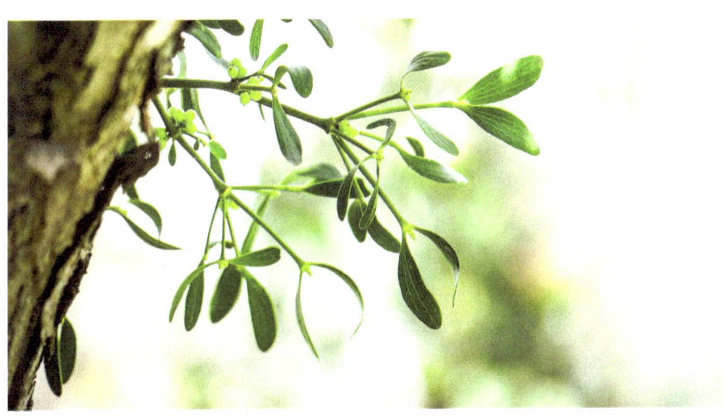

« Die Mistel scheint das Licht zu lieben, sie empfängt es überall. »

Für den räumlichen Aufbau der Mistel ist also zweierlei wichtig: die Anheftung an den Wirtsbaum und die allseitige Orientierung am Licht der Sonne. So bildet die Mistel einen rundum von Licht durchstrahlten Busch. Die Mistel scheint das Licht zu lieben, sie empfängt es überall. In allen ihren Teilen hat sie das licht-empfängliche Chlorophyll, das Blattgrün, das in der Lage ist, mithilfe des Lichtes Photosynthese zu betreiben. Die Laubblätter, die Stängel, der Senker, alles ist grün, sogar der Samen (Embryo) in den lichtdurchlässigen weißen Beeren ist grün.

„Eigen-artig" und charakteristisch erscheint auch die Lichtorientierung im Fortpflanzungsvorgang der Mistel. Nach der Bestäubung durch Wind oder Insekten fängt die Beere an zu wachsen, sie ist zunächst hart und grün. Allmählich wird das Gewebe in der Peripherie der Beere aber weicher, es bilden sich schleimige und leimige Substanzen aus, und die Beere wird weiß-opaleszent und für Licht durchlässig. Am Ende der Reifung ist oft durch die Schleimschicht hindurch der grüne Samen zu sehen. Bemerkenswerterweise geht die Reifung und damit die Keimfähigkeit der Samen mit einer zunehmenden Offenheit der Beerenhülle fürs Licht ein: wenn die reife Beere längere Zeit im Dunkeln bleibt, keimt sie immer schlechter. So ist die Mistel nicht nur in allen ihren Teilen grün und allseitig dem Licht zugewandt, ihre Samen reifen nur am Licht und bleiben nur lebendig und keimfähig, solange das Licht ausreichend einwirken kann.

Bei aller Liebe für und Hingabe an das Licht bleibt aber die Mistel eher unscheinbar und einförmig in den Blättern, in den Blüten und als gesamte Gestalt.

Die Botanik der Mistel und ihre genetische Grundlage

Nun haben wir die weißbeerige Mistel kennengelernt als eine Pflanze, die sich langsam entwickelt, die wenig Formdifferenzierung zeigt und insgesamt unauffällig in ihren Erscheinungsformen bleibt. Auf molekularer Ebene gibt es eine weitere besondere Eigenschaft der Mistel, die nur mit dem Mikroskop oder durch Genanalyse zu entdecken ist. Die Kernsubstanz einer Zelle der Mistelpflanze ist außergewöhnlich groß. Ein Mistelzellkern hat etwa dreißig Mal so viel genetische Grundsubstanz (DNA, Genom) wie der Zellkern eines Menschen, aber auch verglichen mit den meisten „normalen" Pflanzen ist er ungewöhnlich groß. Keine andere Pflanze hat ein so großes Genom wie die Mistel, sie ist in dieser Hinsicht einmalig.

Wie wir bereits in einem vorangegangenen Kapitel gesehen haben, gibt es einige wenige Lebewesen (Pflanzen, aber auch Tiere), die ein mit der Mistel vergleichbar großes Genom haben und die ähnliche Eigenschaften wie die Mistel aufweisen: langsame Entwicklung, Zurückhaltung in der Formdifferenzierung und Unscheinbarkeit in der äußeren Gestalt. Die botanischen Merkmale der Mistel sind also durchaus in ihrer genetischen Grundlage verankert.

« Die Mistel hat eine große genetische Stabilität, die Krebszelle wird dagegen in genetischer Hinsicht immer instabiler. »

Dazu haben diese Pflanzen und Tiere mit einem großen Genom eine Eigenschaft, die für die Tumorerkrankung relevant zu sein scheint: Sie zeigen ein hohes Maß an genetischer

Stabilität und Integrität der organischen Form, was auch beinhaltet, dass sie eine geringe Mutationsrate und deshalb wenig evolutive Veränderungen und Variationen aufweisen. Damit ist die Mistel das Gegenbild der Krebszellen: Diese wachsen schnell, ändern schnell und leicht ihre Eigenschaften (mutieren) und neigen dazu, sich immer mehr im Körper auszubreiten und bemerkbar zu machen. Die Mistel hat eine große genetische Stabilität, die Krebszelle wird dagegen in genetischer Hinsicht immer instabiler während des Fortschreitens der Krebserkrankung. Wir sahen bereits, dass es naheliegend wirkt, die Mistel allein schon deshalb als Heilmittel für die Krebserkrankung zu betrachten.

Die Sprache der Mistel und ihr Verhältnis zum Krebs

Wenn wir der Mistel „zuhören" stellt sich der Eindruck einer besonderen Pflanze ein: so braucht sie einen anderen Organismus, auf dem sie wachsen kann, einen Wirtsbaum, denn sie kann nicht alleine auf der Erde wurzeln und wachsen; sie ist sehr zurückhaltend oder reduziert in ihrer Form und Ausgestaltung, von der Kugelform der ganzen Mistel bis zu den einzelnen Blättern und Blüten ist sie einförmig ohne filigrane Details; sie wächst langsam, für alles nimmt sie sich lange Zeit, viel länger als bei anderen Pflanzen üblich ist. Und sie hält sich wenig an die Jahreszeiten (sie blüht im Winter und fruchtet fast erst im nächsten); sie setzt sich überall dem Licht aus, mit ihrem Blattgrün in allen ihren Organen, von Stengel, Blatt bis zu ihrem Samen, und wächst am liebsten oben in der lichtdurchfluteten Baumkrone, dort wird sie auch gerne und gut gesehen; und in ihrem Zellkern hat sie eine außerordentlich große DNA-Menge, die stabil ist und keine Mutationen und damit Variationen oder Veränderungen, Entwicklungen zulässt.

Wie verhält sich die Mistel nun zum Krebs? Sie ist wie ein wahres Gegenbild dieser Erkrankung. Auch wenn es auf den ersten Blick scheinbare Ähnlichkeiten gibt, wie die eher undifferenzierte monotone Einförmigkeit der Mistelblätter, da auch die Krebszellen einförmig und wenig spezialisiert wirken. Aber beim genaueren Hinschauen haben diese eine recht differenzierte Zelloberfläche mit unterschiedlichen Rezeptoren, die den Zellen ihre Wachstumsförderung und den Schutz gegen Angriffe des Immunsystems bieten. Außerdem ist die Zellwand mit ihren Rezeptoren alles andere als monoton, denn sie kann sich schnell ändern und anpassen.

Dann gibt es die Frage des Wirts – braucht der Krebs ähnlich wie die Mistel einen Wirts-Organismus? Scheinbar ja, aber auch hier handelt es sich beim Krebs um etwas ganz anderes, denn die Mistel ist ein uralter eigenständiger Pflanzen-Organismus, sie kommt von außen „angeflogen" und nistet sich in einem Baumast ein. Der Krebs dagegen entwickelt sich immer neu aus körpereigenen Zellen, die über längere Zeit entartet sind. Somit ist der Krebs ein dem Organismus zugehöriger Bestandteil, der sich zunehmend verselbstständigt, schnell vermehrt und ausbreitet, aber kein eigenständiger Organismus. Außerdem verhält sich die Mistel im Gegensatz zum Krebs nicht wie ein Parasit, da sie dem Trägerorganismus nicht schadet.

Auch bezüglich der anderen typischen Eigenschaften der Mistel stellt sie ein klares Gegenbild des Krebses dar. Vor allem das Phänomen der Trägheit der Entwicklung und des Wachstums der Mistel kontrastiert deutlich zu der hohen Wachstums- und Zellteilungsgeschwindigkeit beim Krebs. Auch ihre Beziehung zum Licht, dem sich die Mistel mit ihrem vielen Blattgrün oben in der Baumkrone mit Vorliebe aussetzt, steht in Kontrast zum Krebs. Da dieser, wie beschrieben, über viele Jahre unbemerkt wächst und sich ausbreitet, lässt sich gut sagen, dass er sehr lange in der unbeleuchteten Dunkelheit wie im Untergrund

« Als klares Gegenbild des Krebses bietet die Mistel uns ihre Heilimpulse an. »

wächst, bevor er „ans Licht" kommt. Und schließlich existiert der Krebs dank der Mutationsbereitschaft und Instabilität der Kern-DNA und verändert stets seine Eigenschaften sowie seine Rezeptoren an der Zeloberfläche – ganz im Gegensatz zu der genetischen Stabilität und Variationsarmut der Mistel.

Als klares Gegenbild des Krebses bietet die Mistel uns ihre Heilimpulse an. Anfang des 20. Jahrhunderts wurde sie erstmals von Dr. Rudolf Steiner und Dr. med. Ita Wegman als Spezifikum gegen den Krebs entdeckt, verarbeitet und eingesetzt. Im Rahmen der Anthroposophischen Medizin wurde dieser Impuls weiterentwickelt und heute ist die Mistel eines der am häufigsten angewendeten komplementärmedizinischen Präparate in der Krebsbehandlung, das von vielen PatientInnen – meist als Injektionen – angewendet wird.[1]

Die fortschreitenden Erkenntnisse hinsichtlich der Genetik der Mistel und der Krebserkrankung sind Anlass für Untersuchungen, ob die Anreicherung der Kernsubstanzen das heilende Potenzial dieser besonderen Pflanze umfänglicher zur Wirksamkeit bringen können.[2]

1 Mehr dazu auf der Website www.mistel-therapie.de

2 Goedings, Peter. Das Genom der weißbeerigen Mistel. In: Der Merkurstab, 2017; 70(3):187-194.

Ausklang und Ausblick

Krebs ist nicht nur eine Diagnose, die gestellt wird. Krebs ist ein bleibender Einschnitt im Leben, ein Begleiter, ein Rucksack. Bei Krebs ist es anders als bei chronischen Erkrankungen wie zum Beispiel Bluthochdruck oder Diabetes. Auch da ist es für die Betroffenen sinnvoll und notwendig, den Lebensstil zu ändern und zu wissen, dass die Erkrankung nicht heilbar ist, dass sie vermutlich lebensverkürzend sein wird und dass Wege gefunden werden müssen, mit ihr leben zu lernen. Bei Krebs kommt anscheinend noch eine weitere Dimension dazu. Wie viele Bücher gibt es darüber, welche Lebensveränderungen oder -bereicherungen ein Leben mit Krebs bringen kann? Das sind noch nicht sehr viele.

Krebs fordert den betroffenen Menschen heraus, als Gärtnerin oder Gärtner seine pflegenden und gestaltenden Aufgaben in ihrem oder seinem Lebensraum ernst zu nehmen (siehe erstes Kapitel); sich seiner eigenen Persönlichkeit entsprechend umfassend zu informieren und zu entscheiden, welche Therapien für sie oder ihn in Frage kommen; sich jenseits von Demut und Hochmut auf das Leben mit dem Krebs einzulassen; sich zu fragen, welche Werte im Leben wesentlich sind; sich auf die Begegnung mit sich selber, den roten Lebensfaden, seinen unsterblichen Wesenskern und auch auf die Endlichkeit dieses Erdenlebens zu besinnen.

« Viele Patientinnen erzählen mir, dass sie ohne ihre Krebsdiagnose nicht jene Entwicklungsschritte gemacht hätten, die ihr Leben so viel wertvoller werden ließen.»

So gesehen hat Krebs wesentlich mit Entwicklung zu tun. Viele Patientinnen erzählen mir, dass sie ohne ihre Krebsdiagnose nicht jene Entwicklungsschritte gemacht hätten, die ihr Leben so viel wertvoller werden ließen.

Kann nicht manchmal das, was der Krebs auf körperlicher Ebene bei den betroffenen Menschen macht, seelisch-geistig eine entgegengesetzte Bewegung anregen? Krebs ist unstet, er mutiert und verändert sich, ist rücksichtslos seiner Umgebung gegenüber, arbeitet und wuchert meist ungesehen im Untergrund, streut und ist destruktiv. Viele Krebsbetroffene erarbeiten sich während ihrer Auseinandersetzung mit der Erkrankung so etwas wie eine Annäherung an die heilige Instanz in ihrem Seeleninnern, an den Ort, wo sich innere Treue, Standhaftigkeit, innere Wärme, Friedfertigkeit und Demut dem Höheren gegenüber miteinander vereinen. Es ist eine Annäherung an den eigenen geistigen und unsterblichen Wesenskern. In den Worten der christlichen Religion formuliert folgt auf das dunkle Karfreitagsgeschehen die leuchtende Oster-Auferstehungsstimmung, wenn trotz Krebs eine innere Unantastbarkeit verwirklicht wird.

Krebs ist oft über längere Zeit ein Bestandteil unserer Existenz, entweder unseres eigenen, Lebens oder auch bei jemandem in der nahen Umgebung. Für uns Betroffene gehört er zum Inhalt unseres Lebensrucksacks. Manchmal ist der schwer zu tragen oder auch zu ertragen, aber auf längeren Reisen brauchen wir einen Rucksack. Vorübergehend kann es sein, dass wir ihn mal gar nicht spüren, aber vergessen können wir ihn nicht. Und immer wieder leuchtet auf, was durch den Krebs im tiefsten Inneren wachgerüttelt wurde.

So hoffe ich, dass die Lektüre dieses Büchleins bei einigen tatsächlich ein Besinnen auf das Leben mit Krebs angeregt hat, eine Besinnung auf diese merkwürdige und oft schreckliche Krankheit, aber auch auf die zentralsten Werte im eigenen Leben. Und nicht zuletzt auf diesen besonderen Begleiter vieler Krebsbetroffener: die weißbeerige Mistel.

Weiterführende Literatur

Andreas Michalsen: *Heilen mit der Kraft der Natur*
Insel Verlag, Berlin, 2018

Olaf Rippe: *Die Mistel, eine Heilpflanze für die Krankheiten unserer Zeit*
Pflaum Verlag, München, 2017.

Oliver Sacks: *Dankbarkeit*
Rowohlt, Reinbek, 2015.

David Servan-Schreiber: *Das Antikrebs-Buch*
Verlag Antje Kunstmann, München, 2015.

Josef Ulrich: *Selbstheilungskräfte, Quellen der Gesundheit und Lebensqualität*
Rowohlt, Reinbek, 2015.

Hendrik Vögler: *Sinn und Sein meditieren*
Info3 Verlag, Frankfurt, 2015

Die beiden Kapitel *Mit Willenskraft den Krebs besiegen?* und *Krebs als Entwicklungs-Erkrankung* erschienen zuvor in der Zeitschrift *info3* und sind für diese Ausgabe bearbeitet worden.

Zum Autor

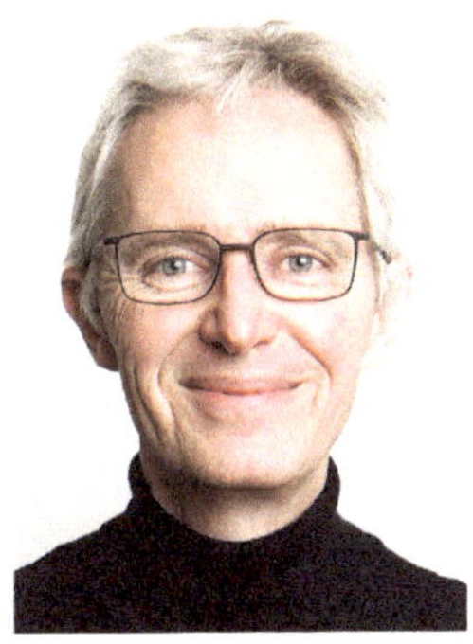

Dr. med. Bart Maris, geboren 1956 in den Niederlanden, lebt und arbeitet seit 1986 in Deutschland. Medizinstudium in Utrecht, Weiterbildung zum Frauenarzt im Gemeinschaftskrankenhaus Herdecke. Er war mit dem Notärztekomitee Cap Anamur in Namibia und im Irak tätig, seit 1997 in eigener Gemeinschaftspraxis mit seiner Frau, der Kinderärztin Nicola Fels in Krefeld. Verheiratet, vier erwachsene Kinder.

Autor mehrerer Bücher zu Frauenheilkunde und Geburtshilfe.

www.fels-maris.de

Titel zu Medizin und Gesundheit aus dem info3 Verlag

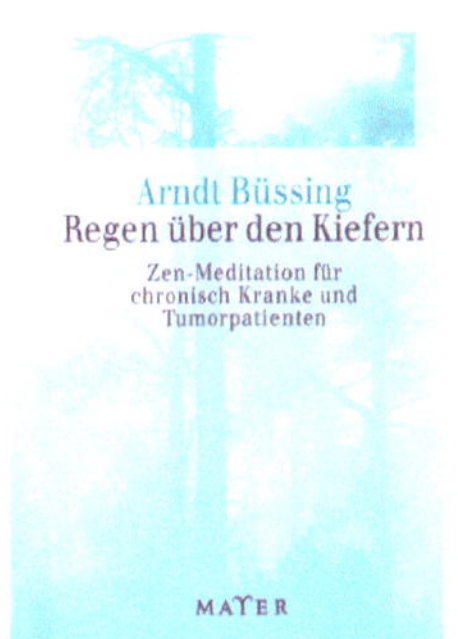

Arndt Büssing

REGEN ÜBER DEN KIEFERN

Zen-Meditation für chronisch Kranke und Tumorpatienten

Mit einem Geleitwort des Dalai Lama.

Physische Gesundheit ist eng verbunden mit der Haltung des Geistes. Wissenschaftliche Experimente haben gezeigt, dass ein stabiler und ruhiger Geist grundlegende physische Funktionen wie die Verdauung und den Schlaf verbessert. Zen-Meditationen sind ein spiritueller Weg, der unabhängig von kultureller und religiöser Zugehörigkeit allen Menschen offen steht und zugänglich ist. »Krankheit, Leiden und Tod sind Teil der Realität der menschlichen Existenz«, schreibt der Dalai Lama in seinem Vorwort zu diesem Buch. Die in diesem Band versammelten Beiträge befassen sich mit den Möglichkeiten, Heilung durch meditative Praxis zu unterstützen.

1. Auflage 2001, 160 Seiten, Gebunden, € 18,80, ISBN 978-3-932386-48-0

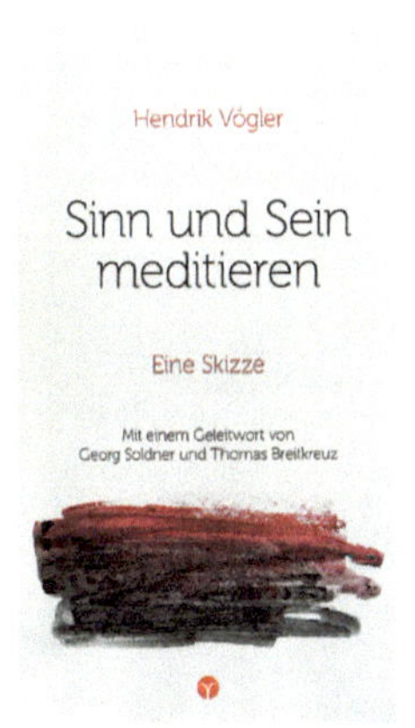

Hendrik Vögler

SINN UND SEIN MEDITIEREN

Eine Skizze

Die gesundheitlich positiven Auswirkungen von Meditation sind seit langem bekannt. Über viele Jahre hat der anthroposophische Arzt Dr. med. Hendrik Vögler Einführungen in die Meditation zur Förderung der Lebenskräfte gegeben. Sinn und Sein in der Meditation zu suchen – das ist sein Anliegen. Im Mittelpunkt steht dabei eine Übung, die der Autor aus Anweisungen Rudolf Steiners selbständig weiterentwickelt hat.

1. Auflage, 100 S., Broschur, € 12,00
ISBN 978-3-95779-019-4

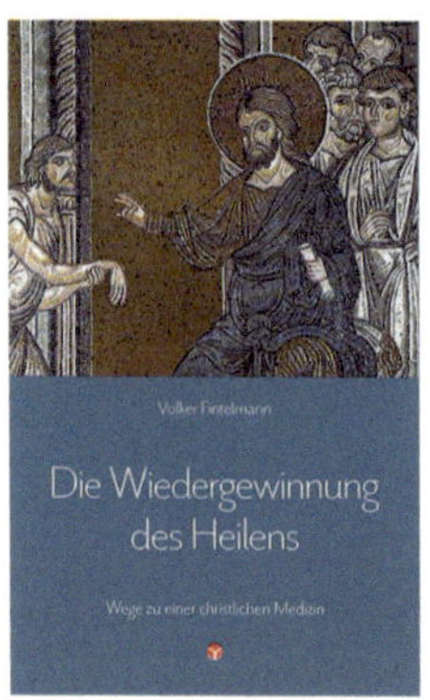

Volker Fintelmann

DIE WIEDERGEWINNUNG DES HEILENS

Wege zu einer christlichen Medizin

„Eine Krankheit heilen heißt, ihren Sinn zu erfüllen."
Volker Fintelmann

3. Auflage 2018, 216 Seiten, Klappenbroschur,
€ 19,90
ISBN 978-3-95779-052-1

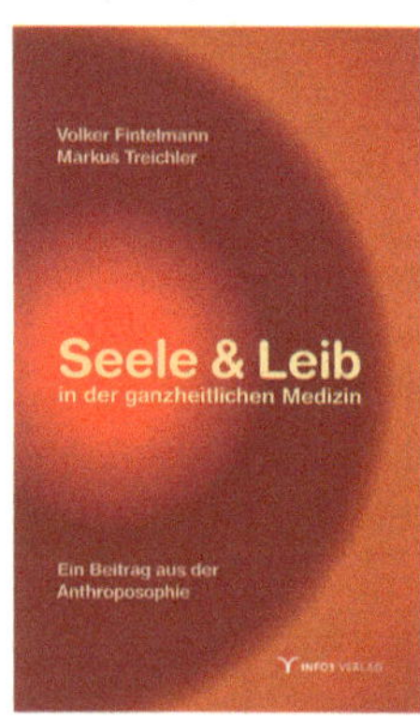

Volker Fintelmann, Markus Treichler

SEELE & LEIB

in der ganzheitlichen Medizin
Ein Beitrag aus der Anthroposophie

Info3 Verlag, Frankfurt am Main, ca. Oktober 2019
Ca. 536 Seiten, Broschur, € 26,00
ISBN 978-3-95779-106-1

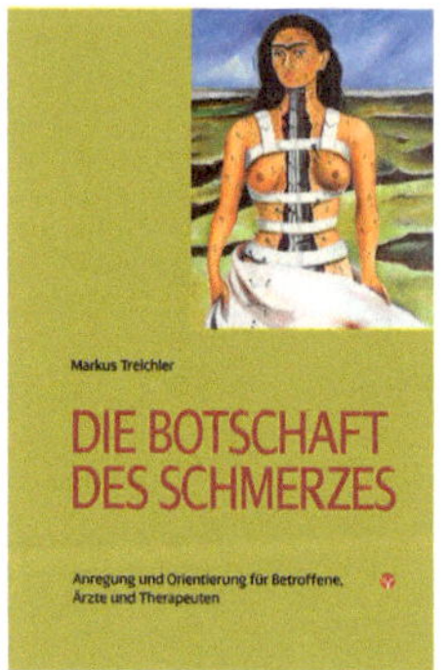

Markus Treichler

DIE BOTSCHAFT DES SCHMERZES

Anregung und Orientierung für Betroffene,
Ärzte und Therapeuten

1. Auflage 2017, 180 Seiten, Broschur
€ 22,00
ISBN 978-3-95779-056-9

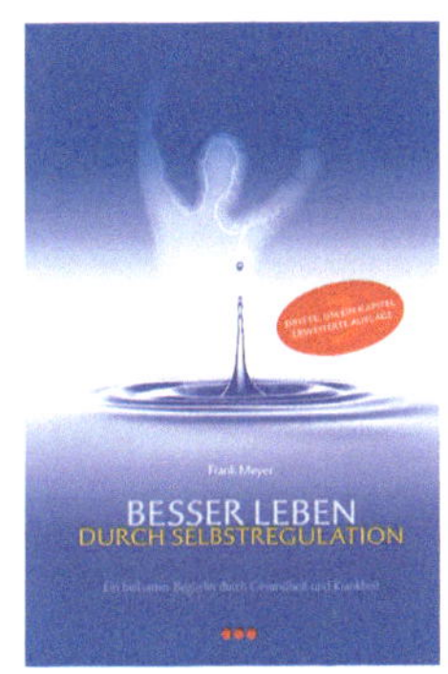

Frank Meyer

BESSER LEBEN DURCH SELBSTREGULATION

Ein heilsamer Begleiter durch Gesundheit und Krankheit

3. und um ein Kapitel erweiterte Auflage 2011
272 Seiten, Broschur
€ 18,00
ISBN 978-3-924391-56-0

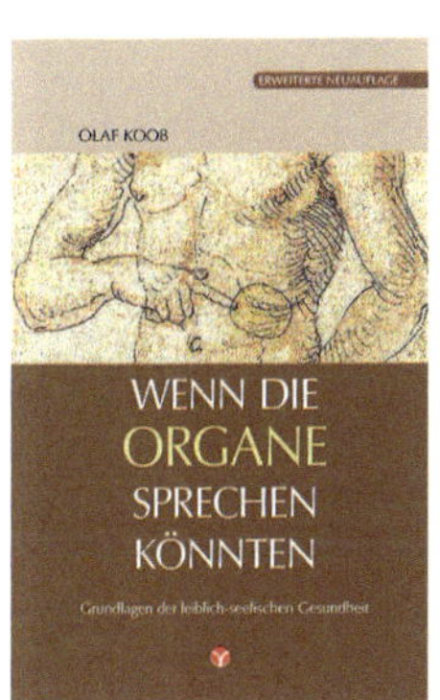

Olaf Koob

WENN DIE ORGANE SPRECHEN KÖNNTEN

Grundlagen der leiblich-seelischen Gesundheit

7. Auflage 2018, 232 Seiten, Broschur
€ 18,90
ISBN 978-3-95779-045-3

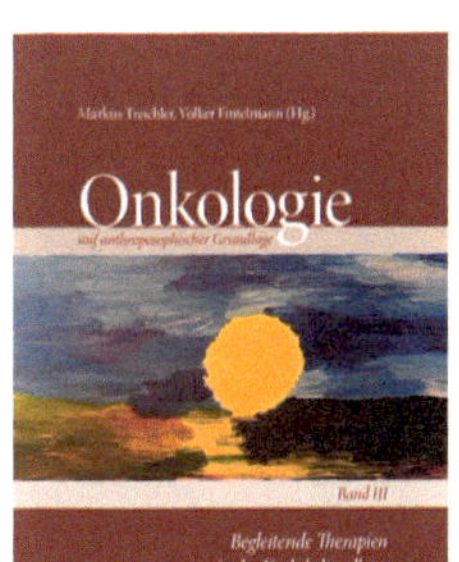

Volker Fintelmann und Markus Treichler (Hg.)

ONKOLOGIE AUF ANTHROPOSOPHISCHER GRUNDLAGE

(Paket Bd. 1-4)
Die Onkologie-Reihe als günstiges Paket

1. Auflage, 1008 Seiten, Broschur
€ 69,90
ISBN 978-3-95779-060-6

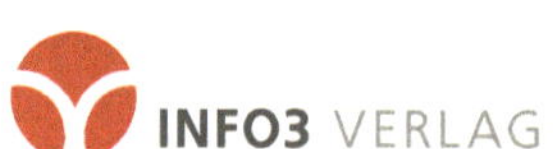

Kirchgartenstr. 1, 60439 Frankfurt
Tel. 069-58 46 47, Fax 069-58 46 16
Mail: vertrieb@info3.de
www.info3.de